《外科手术学实验指导》编委会

顾　问　白德成
主　编　赵秉江　程　菊

编　委（按姓氏音序排列）
白德成　兰州大学
柴　琛　兰州大学第一医院
陈佑泉　甘肃医学院
程　菊　兰州大学
段昌新　甘肃医学院
樊　勇　兰州大学第二医院
何　烨　西北民族大学
何晓东　兰州大学
康迎英　兰州大学
李红恩　甘肃医学院
李志戈　兰州大学口腔医院
刘迪生　兰州大学第一医院
刘志霞　陇东学院
宋爱琳　兰州大学第二医院
谢　旭　陇东学院
俞永江　兰州大学第一医院
赵秉江　兰州大学
周云松　西北民族大学
周永宏　甘肃医学院
朱弈蒙　兰州大学

兰州大学教材建设基金资助出版

Guideline to Surgical Operation Experiment

外科手术学实验指导

主 编 赵秉江 程 菊

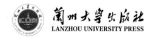

兰州大学出版社
LANZHOU UNIVERSITY PRESS

图书在版编目（ＣＩＰ）数据

外科手术学实验指导 / 赵秉江，程菊主编. -- 兰州：
兰州大学出版社，2017.9（2024.8重印）
ISBN 978-7-311-05244-7

Ⅰ．①外… Ⅱ．①赵… ②程… Ⅲ．①外科手术－实
验 Ⅳ．①R61-33

中国版本图书馆CIP数据核字(2017)第235629号

策划编辑　陈红升
责任编辑　郝可伟
封面设计　陈　文

书　　名　外科手术学实验指导
作　　者　赵秉江　程　菊　主编
出版发行　兰州大学出版社　（地址：兰州市天水南路222号　730000）
电　　话　0931-8912613(总编办公室)　0931-8617156(营销中心)
网　　址　http://press.lzu.edu.cn
电子信箱　press@lzu.edu.cn
印　　刷　甘肃日报报业集团有限责任公司印务分公司
开　　本　787 mm×1092 mm　1/16
印　　张　4(插页4)
字　　数　87千
版　　次　2017年9月第1版
印　　次　2024年8月第6次印刷
书　　号　ISBN 978-7-311-05244-7
定　　价　12.00元

前　言

　　手术是一门技术，是在基础医学和临床医学理论指导下的一门方法学；是医学生认识临床医学专业、树立医学专业思想、学习手术基本功和先进的外科治疗理念、理论、科学的医疗工作方法和操作技能的一门课程；是临床各专科课程的桥梁与支柱；是培养高素质医疗人才的基础。因此，学习本门课程以实验操作为主体，其宗旨是通过手术学的学习和正规训练，深刻地理解并建立无菌观念，正确地使用手术器械，熟练地掌握外科手术基本操作技术和安全防护技能，掌握临床常见手术的操作步骤。由此可见，本门课程的学习必须依赖实验操作，以实验手段促使医学基础理论与临床医学理论的结合、临床医疗技能的掌握与实际运用的结合，也为医务工作者职业素质的养成奠定基础。

编者

2017 年 5 月

目　录

实验一　常用手术器械与辅料

识别和正确使用各种手术器械、敷料，既有利于手术操作能力的培养和保证手术实验的成功，也为今后完成手术和动物实验打下基础。

实验目的

熟练掌握常用手术器械的名称及使用方法。

实验地点

外科手术学实验室。

实验物品

手术刀柄、刀片、组织剪、线剪、有齿镊、无齿镊、直血管钳、弯血管钳、持针器、组织钳、卵圆钳、拉钩、缝针及缝线等。

实验方法及步骤

教师示教、学生练习。

一、常用手术器械（手术基本器械）

（一）手术刀

1.手术刀的组成、种类和用途

手术刀主要用于切开或解剖组织，刀柄还可用于钝性分离组织。手术刀由刀柄和刀片组成，刀柄通常与刀片分开存放和消毒，使用时装载，用后拆卸。使用过程中可以更换刀片，随时拆装。刀柄和刀片有多种型号，刀片的种类较多，按其形态可分为圆刀、弯刀及三角刀等（图1-1），手术时根据实际需要，选择合适的刀柄和刀片。

2.手术刀装载与拆卸

装载刀片时持针器夹持刀片前端背部，刀片的缺口对准刀柄前部的槽缝，向刀柄方向直线推进即可装载（图1-2）。拆卸时，用持针器夹持刀片后端背部，稍用力抬起刀片后向刀尖方向平推，即可卸下刀片（图1-3）。

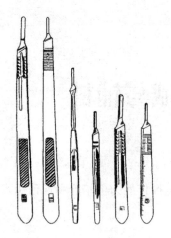 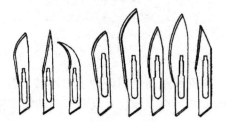

图1-1　手术刀柄、刀片

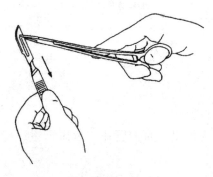 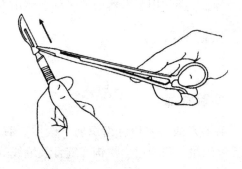

图1-2　装载刀片　　　　　　　　　　　　图1-3　拆卸刀片

3.手术刀的执刀手法

手术刀执刀方法有四种，使用时可根据操作的要求，选用适当的执刀方法（图1-4）。

A.执弓式（指压式）

主要在腕部用力，动作范围广而灵活，用于较长的皮肤切口和切开腹直肌前鞘等。

B.执笔式

主要在手指用力，动作轻柔，灵活、准确，用于短小切口及精细手术，如解剖血管神经及切开腹膜等。

C.握持式

全手用力，动作稳定、有力，用于切开范围广、坚厚的组织，如截肢、切开肌腱等。

D.反挑式

反挑式是执笔式的一种转换形式，刀刃向上挑起，避免损伤深部组织，用于切开脓肿、血管、气管、胆总管或输尿管等空腔脏器。

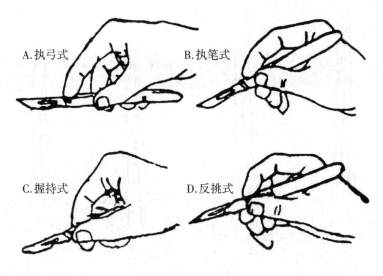

A.执弓式　　B.执笔式　　C.握持式　　D.反挑式

图1-4　执刀方法

4.注意事项

（1）刀片应用持针器夹持安装，切不可徒手操作，以防割伤手指。

（2）无论哪一种持刀法切开时都应保持刀刃与切割面垂直。

（3）刀尖部不宜做用力操作。

（4）执刀位置要适中。过高控制不稳，过低又妨碍视线。

（5）传递手术刀时，传递者应握住刀柄与刀片衔接处的背部，将刀柄尾端送至手术者的手里（图1-5）。不可将刀刃指向手术者传递，以免造成损伤。

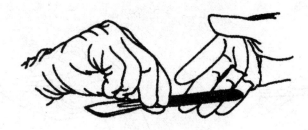

图1-5　手术刀的传递

（二）手术剪

1.手术剪的形态特点、分类、用途

根据其形态特点，手术剪分为尖、钝、直、弯、长、短各型。根据用途分为组织剪和线剪（图1-6）。

组织剪剪刃锐薄，锐利而精细，多为弯剪，用来分离、解剖和剪开组织。

线剪剪刃较钝厚，多为直剪，又分剪线剪和拆线剪，前者用于剪断缝线、敷料、引流物等，后者用于拆除缝线。通常浅部手术操作用直剪，深部手术操作用弯剪。

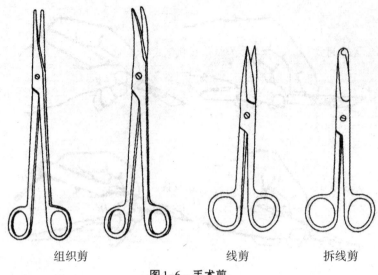

组织剪　　　　　　线剪　　　拆线剪

图1-6　手术剪

2.手术剪的持握法

正确持剪刀法为拇指和环指（无名指或第四指）分别插入剪刀柄的两环中，中指与环指夹持剪刀柄环，食指伸直，压在轴节处起稳定和导向作用。剪切组织时，一般采用正剪法，也可采用反剪法，有时为了增加稳定性，还可采用扶剪法（图1-7）。

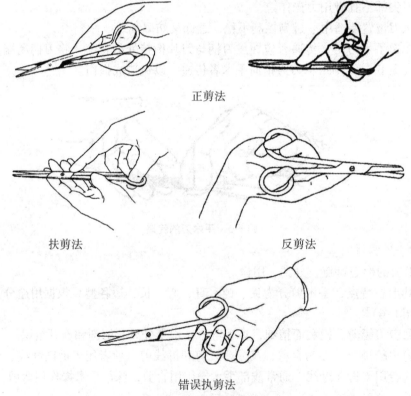

正剪法

扶剪法　　　　　　　反剪法

错误执剪法

图1-7　手术剪的持握法

3.注意事项

（1）不可以组织剪代替线剪剪开敷料或缝线等，以免损坏刀刃。

（2）不可以线剪代替组织剪分离或剪切组织等，以免造成副损伤。

（3）传递剪刀时，传递者应握住剪刀关节处，将剪刀持握环部送至手术者的手里（图1-8）。不得将剪刀刃、尖端指向手术者传递，以免造成损伤。

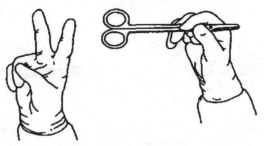

图1-8　手术剪传递法

（三）血管钳

1.血管钳的形态特点、分类、用途

血管钳，亦称止血钳。血管钳在结构上主要依据齿槽床的不同分为直、弯、直角、弧形等，每种都有不同的外形和长度。常见的有直血管钳、弯血管钳、有齿血管钳、蚊式血管钳等（图1-9）。血管钳主要用于钳夹血管或出血点，以达到止血的目的。

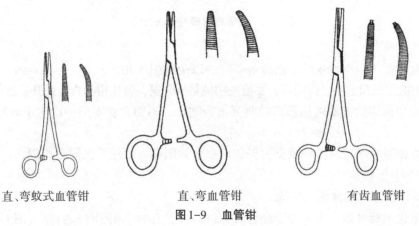

直、弯蚊式血管钳　　　　直、弯血管钳　　　　有齿血管钳

图1-9　血管钳

2.血管钳的使用

血管钳持握法基本同手术剪，但放开时用拇指和食指固定住血管钳一个环口，中指和无名指挡住另一环口，将拇指和无名指轻轻用力对顶即可（图1-10）。

不同性质和部位的手术，需要不同形态、长度的止血钳。

（1）直血管钳

用于夹持浅层组织出血、协助拔针等。

（2）弯血管钳

用于夹持深部组织或内脏血管出血，有长、短两种。

（3）有齿血管钳

用于夹持较厚组织及易滑脱组织内的血管出血，如肠系膜、大网膜等。前端齿可防止滑脱，但不能用于皮下止血。

（4）蚊式血管钳

细小精巧，有直、弯两种。用于脏器、面部及整形等手术的止血，不宜做钳夹大块组织用。

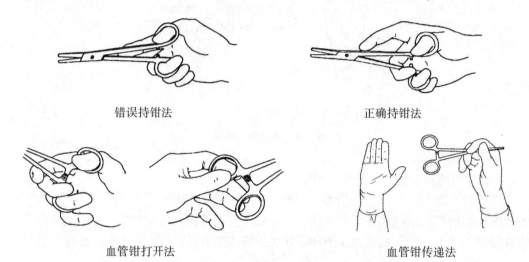

错误持钳法 　　　　　　　　　　　　　　正确持钳法

血管钳打开法 　　　　　　　　　　　　血管钳传递法

图1-10　血管钳持握与传递方法

3.注意事项

（1）血管钳不得夹持皮肤、肠管等器官，以免组织坏死。

（2）止血时只扣上一二齿即可。要检查扣锁是否失灵，警惕钳柄自动松开，造成出血。

（3）使用前应检查前端横形齿槽两页是否吻合，不吻合者不用，以防止血管钳夹持组织滑脱。

（4）止血时尖端应与组织垂直，夹住出血血管断端，尽量少夹附近组织。

（四）持针钳

1.持针钳的形态、种类与用途

持针钳也叫持针器，主要用于缝合时夹持缝针，有时也用于器械打结（图1-11）。

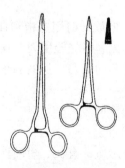

图1-11　持针钳

2.持针钳的使用

（1）持针法

用持针钳的尖端夹住缝针的中、后1/3交界处为宜。多数情况下夹持的针尖应向左，特殊情况可向右。缝线应重叠1/3，且将绕线重叠部分放于针嘴内，以利于操作（图1-12）。

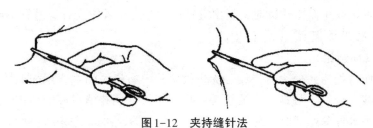

图1-12　夹持缝针法

（2）持针钳持握法

持针钳持握法有三种，即指套法、掌握法、掌指法（图1-13）。

①掌握法

掌握法也叫一把抓或满把握，即用手掌握拿持针钳。此法缝合有力而稳健，容易改变缝合针的方向，操作方便。

②指套法

指套法为传统持握法。用拇指、无名指套入钳环内，以手指活动力量来控制持针钳的开闭，并控制其张开与合拢时的动作范围。

③掌指法

拇指套入钳环内，食指压在钳的前半部做支撑引导，其余三指压钳环固定于手掌中，拇指可上下开闭活动，控制持针钳的张开与合拢。

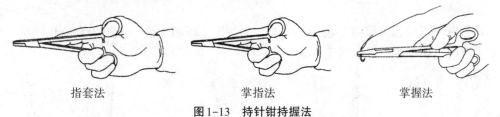

指套法　　　　　　　　掌指法　　　　　　　　掌握法

图1-13　持针钳持握法

（3）持针钳的传递方法

传递者握住持针钳中部，将柄端递给手术者（图1-14）。

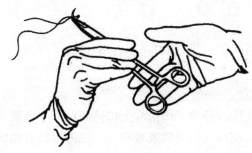

图1-14　持针钳传递法

3.注意事项

（1）在持针钳的传递和使用过程中，避免缝针刺伤手术人员。

（2）不得用持针钳夹持组织。

（3）持针钳夹住缝针时，扣紧齿扣，以免因持针不稳造成滑转或断针等。

（4）进针或拔针时，沿着针的弧度略做旋转用力，不得垂直用力。

（5）用手术镊或止血钳拔针时，拔出缝针后即刻由持针钳夹针，缝针不离持针钳。

（五）其他钳类器械（图1-15）

1.海绵钳（卵圆钳）

海绵钳也叫持物钳，分为有齿纹、无齿纹两种。有齿纹的主要用于夹持、传递已消毒的器械、缝线、缝针、敷料、引流管等，也用于钳夹蘸有消毒液的纱布消毒手术野的皮肤，或用于手术野深处拭血。无齿纹的用于夹持脏器，协助显露。

2.组织钳

组织钳又叫鼠齿钳（Allis钳）。对组织的压榨较血管钳轻，故一般用于夹持软组织，不易滑脱，如夹持牵引被切除的病变部位，以利于手术进行。钳夹纱布垫与切口边缘的皮下组织避免切口内组织被污染。

3.布巾钳

布巾钳用于固定铺盖手术切口周围的手术巾。注意使用时勿夹伤正常皮肤组织。

4.直角钳

直角钳用于游离和绕过主要血管、胆道等组织的后壁，如胃左动脉、胆囊管等。

5.肠钳

肠钳用于夹持肠管。肠钳齿槽薄，弹性好，对组织损伤小。使用时可外套乳胶管，以减少对肠壁的损伤。

6.胃钳

胃钳有小胃钳和大胃钳。轴为多关节，力量大，压榨力强，齿槽为直纹且较深，组织不易滑脱。用于钳夹胃以利于胃肠吻合。

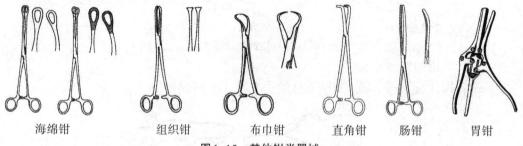

海绵钳　　　　　组织钳　　　　布巾钳　　　直角钳　　　肠钳　　　　胃钳

图1-15　其他钳类器械

（六）手术镊

1.手术镊的形态特点、分类、用途

手术镊有不同的长度，分为有齿镊和无齿镊两种。手术镊用于夹持或提起组织，便于分离、剪开和缝合，也可夹持缝针及敷料等。浅部操作时用短镊，深部操作时用长镊（图1-16）。

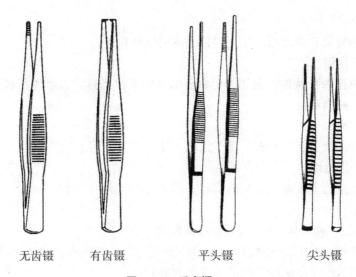

无齿镊　　　　有齿镊　　　　平头镊　　　　尖头镊

图1-16　手术镊

2.手术镊的持握法与使用

用拇指对食指与中指，执两镊脚中、上部（图1-17）。

（1）有齿镊

有齿镊又叫组织镊。镊的尖端有齿，齿又分为粗齿与细齿，粗齿镊用于夹持较硬的组织，损伤性较大；细齿镊用于精细手术，如肌腱缝合、整形手术等。有齿镊尖端有钩齿、夹持牢固但对组织有一定损伤。

（2）无齿镊

无齿镊分为平头镊和尖头镊。平头镊尖端无钩齿，用于夹持脆弱的组织、脏器及敷料，可协助拔针。尖头镊对组织损伤较轻，用于血管、神经的分离。

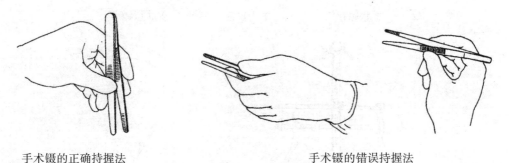

手术镊的正确持握法　　　　　　　　　　　　　　手术镊的错误持握法

图1-17　手术镊持握法

3.注意事项

（1）无齿镊不得用于夹持皮肤、厚而坚韧的组织。

（2）有齿镊不得用于夹持血管和神经。

（七）牵引钩

牵引钩也叫拉钩或牵开器，是显露手术野必用的器械。常用拉钩有以下几种（图1-18）。

1.皮肤拉钩

皮肤拉钩为耙状牵开器，用于浅部手术的皮肤拉开。

2.甲状腺拉钩

甲状腺拉钩为平状钩，常用于甲状腺部位的牵拉暴露，也常用于腹部手术做腹壁切开时的皮肤、肌肉牵拉。

3.阑尾拉钩

阑尾拉钩亦为钩状牵开器，用于阑尾、疝等手术，用于腹壁牵拉。

4.腹腔平头拉钩

腹腔平头拉钩为较宽大的平滑钩状，用于腹腔较大的手术。

5.S形拉钩

S形拉钩是一种形如"S"的腹腔深部拉钩。

使用拉钩时，应以纱垫将拉钩与组织隔开，拉力应均匀，不应突然用力或用力过大，以免损伤组织。正确持拉钩的方法是掌心向上。

6.自动拉钩

自动拉钩为自行固定牵开器，腹腔、盆腔、胸腔手术均可应用。

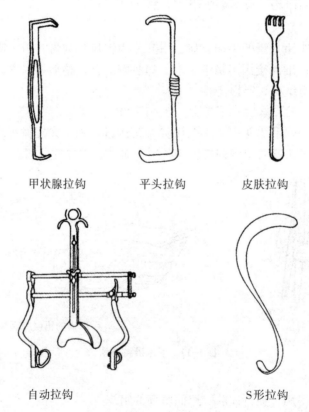

甲状腺拉钩　　　　平头拉钩　　　　皮肤拉钩

自动拉钩　　　　　　　　S形拉钩

图1-18　拉钩

（八）吸引器

吸引器由吸引头、橡皮管、玻璃接头、吸引瓶及动力部分组成。动力又分马达电力和脚踏吸筒两种。后者用于无电力地区。吸引头结构和外形有多种，主要有单管型及套管型，尾部有接口，与吸引器橡皮管相接（图1-19）。

　　吸引器用于吸除手术野中的出血、渗出物、脓液、空腔脏器中的内容物，使手术野清晰、减少污染机会。

　　单管吸引头用于吸除手术野的血液及胸腹内液体等；套管吸引头主要用于吸除腹腔内的液体。此外，套管有多个侧孔及进气孔，可避免大网膜、肠壁等被吸住而堵塞吸引头。

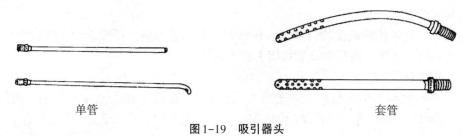

| 单管 | 套管 |

图1-19　吸引器头

（九）缝针

1.缝针的形态、分类、用途

　　缝针由三个基本部分组成：针尖、针体、针眼。针尖分圆针、三角针及铲形针三种；针体按其不同弧度分1/2弧弯针、3/8弧弯针和直针；针眼是可供引线的孔。缝针用于缝合各种组织（图1-20）。

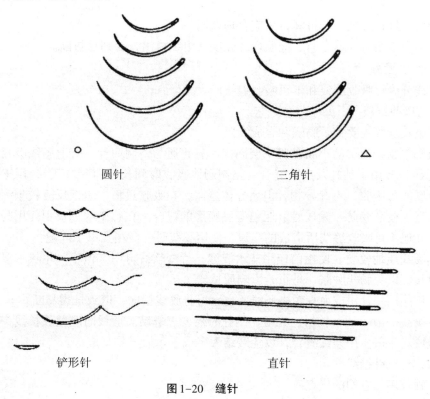

| 圆针 | 三角针 |

| 铲形针 | 直针 |

图1-20　缝针

2.缝针的使用

（1）直针

直针适合于宽敞或浅部操作时的缝合，如皮肤及胃肠道黏膜的缝合，有时也用于肝脏的缝合。

（2）弯针

临床应用最广，适用于狭小或深部组织的缝合。根据弧弯度不同分为1/2、3/8弧度等。几乎所有组织和器官均可选用不同大小、弧度的弯针做缝合。

（3）圆针

圆针针尖及针体的截面均为圆形。较锋利，但穿透力弱。用于缝合一般软组织，如胃肠壁、血管、筋膜、腹膜和血管等阻力较小的组织。

（4）三角针

三角针针尖前面呈三角形（三菱形），较锋利，穿透力强，能穿透较坚硬的组织。用于缝合皮肤、韧带、软骨和瘢痕组织等坚韧组织，但不宜用于颜面部皮肤缝合。

（5）无损伤缝针

无损伤缝针为针线一体的缝合针（无针眼），这种针线对组织所造成的损伤小（针和线的粗细一致），可防止缝线在缝合时脱针、可免去引线的刺激。主要用于血管、神经的吻合及黏膜等薄弱、纤细组织的缝合。

3.注意事项

（1）无论用圆针或三角针，原则上应选用针径较细、损伤较少的缝针。但有时组织韧性较大，针径过细易于折断，故应合理选用。

（2）在使用弯针缝合时，应顺弯针弧度从组织拔出，否则易折断。

（十）缝线

缝线分为可吸收缝线和不可吸收缝线两大类。

1.可吸收缝线

可吸收缝线主要为羊肠线和合成线。

（1）羊肠线为羊的小肠黏膜下层制成。有普通与铬制两种，普通肠线吸收时间较短（4～5天），多用于结扎及皮肤缝合。铬制肠线吸收时间长（14～21天），用于缝合深部组织。肠线可吸收，不存异物，但属异体蛋白，在吸收过程中组织反应较重。主要用于内脏如胃、肠、膀胱、输尿管、胆道等黏膜层的缝合。在感染的创口中使用肠线，可减少由于其他不可吸收缝线所造成的窦道。使用肠线时，应注意以下问题：

①肠线质地较硬，使用前应用盐水浸泡，待变软后再用。但不可用热水浸泡或浸泡时间过长，以免肠线肿胀、易折，影响质量。

②不能用持针钳或血管钳夹肠线，也不可将肠线扭曲，以致扯裂易断。

③肠线一般较硬、较粗、光滑，结扎时需要三叠结。剪线时应留较长线头，否则线结易松脱。一般多用连续缝合，以免线结太多或手术后异物反应。

（2）合成纤维线

品种较多。它们的优点有：

①组织反应较轻。

②吸收时间延长。

③有抗菌作用。

2.不可吸收缝线

不可吸收缝线有丝线、棉线、不锈钢丝、尼龙线、钽丝、银丝、麻线等数十种。最常用的是丝线。其优点是柔韧性高、操作方便、对组织反应较小、能耐高温消毒、价格低廉、来源广。缺点是在组织内为永久性的异物，伤口感染后易形成窦道，长时间后线头排出，延迟愈合。胆道、泌尿道缝合可导致结石形成。各种缝线的粗细以阿拉伯数字标号，0号以上数字越大线越粗，0号以下0的个数愈多线愈细。

目前已研制出许多种代替缝针、缝线的切口黏合材料。使用时方便、速度快、切口愈合后瘢痕小。主要有三大类：外科拉链、医用黏合剂、外科缝合器（又称吻合器或钉合器）。

二、手术辅料

手术辅料指手术器械以外的所有物品，包括手术人员穿戴的衣帽、手套、袖套等和隔离用布类物品、止血敷料及引流物品等。

（一）布类

1.布类物品

手术室的布类用品包括手术衣和各种手术单。一般应选择质地细柔且厚实的棉布，颜色以深绿色或深蓝色为宜。现在临床上也使用无纺布制成并经灭菌处理的一次性手术衣和手术单，免去了清洗、折叠、消毒所需的人力、物力和时间，但不能完全替代布类物品。

（1）手术衣

手术衣分为普通和全遮盖两种，有大、中、小三号。

①普通手术衣

袖口有松紧，左右各有一长70 cm腰带，胸腹部及衣袖为双层布，胸前有护手袋。遮盖手术人员除后背中线以外的身体，起无菌隔离作用。

折叠法：衣身反面向外折叠。腰带打活结。衣袖顺身长方向摆平整。将衣身之后身两侧部分分别向正面内折叠两折，再对折使其重叠。然后将身长两端内折，领口在外。

②全遮盖手术衣

基本同上，但右襟宽大，可遮盖整个背部，右侧增加内襟与左襟对应。可完全遮盖手术人员身体。

折叠法：先将右包围襟向前反折，其上系带与左腰带缠绕打结，然后按普通手术衣折叠。

（2）手术单

有大单、中单、手术巾、各部位手术单以及各种包布等，均有各自的规格尺寸和一定的折叠方法。

手术巾（无菌巾）：单层80 cm×50 cm，覆盖手术切口周围皮肤等。两边以宽幅的1/4做扇形折叠，两端做两次对折。

中单：单层 200 cm×80 cm，遮盖手术切口之上下端及器械台和手术台等。两边做两个对折，两端也做两个对折。

剖腹单（剖胸单、颈部手术单）：300 cm×160 cm，距剖腹单头端100 cm处中心开一25 cm×7 cm的孔，孔的上端标一红色三角标志（可根据需要在不同处开孔）。除单的四周（30 cm）为单层，其余均为双层。用于腹部（胸、颈部）手术，覆盖于手术巾及中单之上。开孔处对准手术切口，以孔裂为中心，四周做扇形折叠。先扇式折脚端于孔裂部之上，再扇式折头端相继于其上。然后扇式折左右两侧，并使两侧合缝于孔裂处，再以孔裂为折缘，将两侧对折。

洞巾：80 cm×50 cm，正中开直径为7~9 cm的圆孔，孔周20 cm为双层，用于小手术、椎管麻醉及各种穿刺等。两边以宽幅的1/3扇形折叠，两端做两次对折。

（二）纱布类

纱布类敷料包括不同大小尺寸的纱布垫、纱布块、纱布球及纱布条。纱布块大号40 cm×12 cm，小号 10 cm×10 cm。供浅小手术拭血，覆盖伤口。以一定方法将其折叠成周边光滑（无线头裸露）的长（正）方形。

1.纱布垫

35 cm×20 cm，6~8层纱布制成。一角嵌入扣环一个，带一20 cm长布带，常用于手术野拭血及盐水浸湿后遮盖手术切口，保护器官组织。

2.纱布球

用15 cm×15 cm纱布对折两次后卷成球形，消毒皮肤及压迫深部出血点。

3.纱布条

厚的用纱布纵形对折4层卷好备用，规格 100 cm×12 cm。薄的为一层抽边纱条加凡士林后灭菌则成凡士林纱条。用于伤口引流、止血。

（三）引流物

外科引流是指将人体组织间或体腔中的积液通过引流物导流出体外的技术。

常用的引流物如下：

1.乳胶片引流条

一般用于浅部切口和小量渗液的引流。

2.纱布引流条

包括凡士林纱条、浸有抗生素的纱条等。用于浅表部位或感染创口的引流。

3.烟卷式引流条

将乳胶片卷曲黏合成圆筒状，其中充填网格纱布卷，高压灭菌后备用。常用于腹腔内较短时间的引流。

4.引流管

有各种型号的橡胶、硅胶或塑料类制品，应用广泛。包括普通引流管、双腔（或三腔）引流套管、T形引流管及蕈状引流管等。

普通的单腔引流管可用于创腔引流；双腔（或三腔）引流套管多用于腹腔脓肿和胃、肠、胆或胰瘘等的引流；T形引流管用于胆道减压和胆总管引流；蕈状引流管用于膀胱及胆囊的引流。

思考题

1.说出手术常用器械的名称、持握法、用途和使用注意事项。

2.简述组织剪和线剪的区别与用途。

3.简述有齿镊和无齿镊的区别与用途。

4.简述三角针和圆针的区别与用途。

5.简述可吸收缝线和不可吸收缝线的区别与用途。

实验二　手术基本技术

实验目的

熟练掌握手术基本操作的原理、方法及技巧。

实验地点

外科手术学实验室。

实验物品

细绳、纱布、缝针、缝线、持针钳、手术镊、线剪等。

实验方法及步骤

教师示教、学生练习。

外科通过手术治疗疾病时，无论手术难易及复杂程度如何，都是利用打结、切开、止血、缝合、结扎、剪线、拆线等基本操作来完成。所以手术基本操作是临床外科医生必须具备的基本功，熟练掌握手术基本操作的原理、方法及技巧是顺利和成功完成手术治疗的前提保障。要求每位同学必须熟练掌握外科手术基本操作技术。

一、打结

外科打结技术是外科手术治疗中最基本的常用技术之一。打结的方法有单手打结法、双手打结法和器械打结法。

1.手术结的种类

外科手术治疗疾病时常用的结有方结、三叠结和外科结三种（图2-1）。

（1）方结

方结是最常用的手术结。方结由两个单结组成，两个单结的绕行方向必须相反，否则就是假结（图2-2）。

（2）三叠结

三叠结由三个单结组成，是在方结的基础上再加一个单结，相邻两个单结的绕行方向也必须相反。可以推断出三叠结中第一个单结和第三个单结的绕行方向相同。三叠结比方结更牢靠，不易滑脱。

③外科结

做第一单结时缝线比普通单结多绕行一圈，所以缝线之间的摩擦面增大，摩擦力增加，再做第二结时不易滑脱。外科结结扎便利、牢靠，主要用于大血管及重要部位的结扎等。

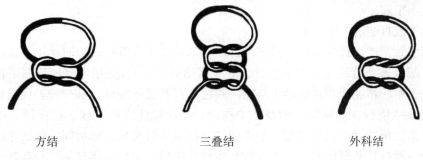

方结　　　　　　　　三叠结　　　　　　　　外科结

图2-1　手术结的种类

2.打结的要求

外科打结时要求正确、迅速，紧线时双手用力均匀，否则就会出现滑结（图2-2），欲打结位点和两侧协助紧线的手指呈三点一线（图2-3），避免拉脱结扎位置的组织。

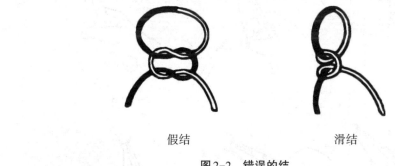

假结　　　　　　　　　　滑结

图2-2　错误的结

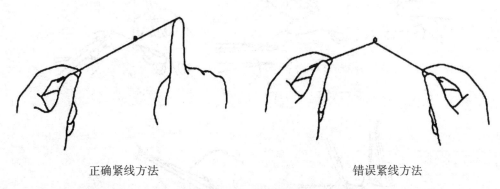

正确紧线方法　　　　　　　　　　　错误紧线方法

图2-3　紧线方法

3.外科打结方法

用简单而又易操作的方法完成打结过程。

（1）单手打结法

任何手术结都是由单结组成，相邻两个单结绕行方向相反。为了便于理解，我们把单结的两种绕行方法分别称为指挑式绕行法和指压式绕行法。打结时双手抓线要灵巧，如初始单结选择的是指挑式绕行法，那么第二单结必须是指压式绕行法；如初始单结选择的是指压式绕行法，那么第二单结必须是指挑式绕行法。每一单结绕行完成后需要紧线，紧线时不但要求三点一线，同时要求紧线方向要正确，否则就会出现缝线缠绕，致使结扎不牢靠。

②器械打结法（图2-4）

用血管钳或持针钳打结，适于深部、手术野狭小或缝线过短时使用。抓住结扎线的其中一端（整个打结过程都不松开，直至打结完成），首先用器械柄压住结扎线，然后将抓在手中的结扎线在器械柄上绕行一圈之后打开器械端口，夹（咬）住结扎线另一端之后将其从绕行在器械柄上的线环中拉出，然后顺此方向紧线，这样第一单结就完成了；打第二单结时，用先前抓在手中的结扎线压住器械柄，然后同法将结扎线在器械柄上绕行一圈后打开器械端口，夹（咬）住结扎线另一端之后将其从绕行在器械柄上的线环中拉出，然后顺此方向紧线。

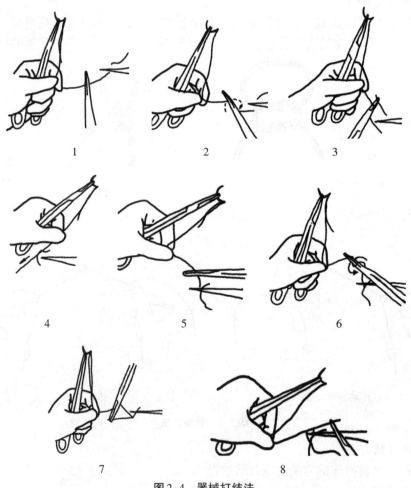

图2-4　器械打结法

二、切开（图2-5）

切开是外科手术的第一步，是指使用某种器械（通常为各种手术刀）在组织或器官上造成切口的外科操作过程，是外科手术最基本的操作之一。常用的切开方法有紧张切开和皱襞切开。通常在切开皮肤前要将预先选定的切口线进行标记。切开时要求刀刃和组织面垂直，用力均匀，一次性切开皮肤及皮下组织，直至预定切口的长度。切开时要掌握用刀力度，力求一次切开全层皮肤，使切口呈线状，切口边缘平滑，避免拉锯式多次切割导致切口边缘参差不齐影响愈合。切开时也不可用力过猛，以免误伤深部重要组织。皮下组织宜与皮肤同时切开，并须保持同一长度，若皮下组织切开长度较皮肤切口为短，则可用剪刀剪开。切开皮肤和皮下组织后随即用手术巾覆盖切口周围（现临床上多用无菌薄膜粘贴切口部位后再行切开），以隔离和保护伤口免受污染。

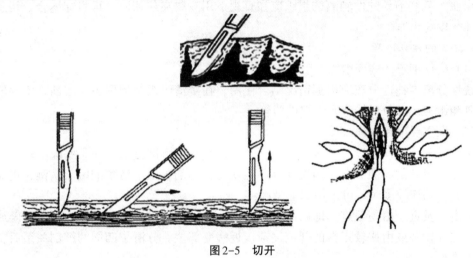

图2-5　切开

三、分离

将组织器官和周围的组织分开的操作称为分离。良好的显露和解剖分离是相辅相成的两种操作。良好的显露有利于解剖分离，解剖分离黏着的脏器及组织又可增加显露的范围。

1.分离的分类

（1）锐性分离

锐性分离是用锐利器械比如刀或剪进行解剖，常用于较致密组织，如皮肤的切开、腱膜和瘢痕组织等的剥离等。此法对组织损伤较小，但必须在直视下进行，动作应精细准确，刀刃宜锋利。采用执笔式切割时，最好用小指靠在附近组织上，这样动作更精细、准确。刀刃应与所需切开的组织或组织间隙垂直，每次只需切开一小段距离。有时在两层组织间进行平面的解剖，如翻起一皮瓣，可横执刀柄，刀刃与组织平面成钝角。用剪刀分离时，可将钝性分离和锐性分离结合使用。一般是将解剖剪闭合深入组织间隙（勿太深），然后张开剪刀口进行分离（钝性分离），仔细观察无重要组织后再剪断（锐性分离），最好不要直接剪，而用推剪的方法，即将剪尖微张，轻轻向前推进，这样较为安全，也能够迅速地解剖。

（2）钝性分离

钝性分离常用于疏松组织的解剖。钝性分离常用的工具为血管钳、闭合的解剖剪、刀柄、剥离子（又称"花生米"，即在血管钳前端夹住一块像花生米大小的纱布团）、海绵钳夹纱布团、手指及各种特殊用途的剖离器（如骨衣剖离器、脑膜剖离器）等。手指剥离是钝性分离中最常用的方法之一，手指不同于一般器械，可凭感觉灵活转动，常用于非直视下的深部剖离。剥离时手指的主要动作应是前后方向或略施加压力于一侧，使较疏松或粘连最少的部分自行分离，然后将手指深入组织间隙，再逐步深入。待显露充分后，便可使非直视剥离转为直视剥离。在深部非直视下，应少用或慎用手指左右大幅度的剥离动作。除非确认为疏松的纤维蛋白性粘连，否则易导致组织及脏器的严重撕裂或大出血。某些不易钝性剥离的组织应在直视下用双钳夹住切断，再贯穿缝合，切忌强行分离，以免出血。

2.分离的注意事项

（1）应仔细辨认病变组织

锐性分离与钝性分离应根据情况结合使用。在辨清组织及周围关系之前，不要轻易剪、割和钳夹，以免损伤重要组织或器管。

（2）操作要细致准确

牵拉过多或过猛易造成撕裂，但轻度牵引则有利于解剖分离，使某些疏松粘连自然分解，显露出解剖间隙。对于因炎症等原因使正常解剖界限不清楚的困难病例，更需细心与耐心。粘连较多时，可采用如下措施：

①由远及近、由易至难，即由简单到复杂，由外围到核心。一般先从粘连较轻或疏松的部位开始，或由比较正常的部位逐渐接近病变部位。分清了四周的解剖关系后，最后解决难点。

②如两个器官粘连，界限不清而其中之一为实质器官，则可沿实质器官边缘进行解剖分离。如果二者均为空腔脏器，如肠与肠之间粘连致密，解剖不清，则可将附近疏松的粘连组织分开后，用左手伸入病变之间进行触诊，摸清可能的分界后略施牵力，然后在左手指的直观感觉的引导下，右手持器械在直视下进行分离解剖。此法不但便于分离解剖，而且遇到意外出血时左手指即可将其捏住，进行处理，不致造成大出血。

③某些有包膜的脏器由于炎症或粘连严重，在包膜外无法分离或分离时渗血过多，则可进行包膜下剥离。

四、止血

手术治疗过程中出现出血是不可避免的，发现出血必须及时有效地止血。止血的目的是减少手术中出血量和清晰手术视野。

常用的止血方法：

1.结扎止血

结扎止血有单纯结扎止血（图2-6）和贯穿缝合结扎止血（图2-7）。

（1）单纯结扎止血

止血时先用血管钳尖端准确夹住出血点（但应避免钳夹组织过多，造成组织坏死过多，影响伤口愈合），然后用手术缝线在血管钳的下面打结。打结时应避免结扎线扭折，如结扎线扭折，此次结扎不牢靠；应避免突然用力或向上提拉过甚，这样有可能造成结扎位置的组织撕脱。具体方法是先用血管钳夹住出血点，即可开始打结。助手先把血管钳竖起，以便手术者将线绕过，随即放低血管钳，使其尖端翘起，待第一个单结扎好后，在助手松开并移去血管钳的同时，将结扎线继续收紧，然后打第二个单结以及第三个单结。

（2）贯穿缝合结扎止血

对于较大血管出血的止血或钳夹的组织较多，结扎有困难、线结容易滑脱时用此法止血。将血管钳平放，轻轻提起，在血管钳的下面从组织中穿过缝针两次（注意前后两次应靠近，否则易遗留血管未被扎住），结扎时先打好第一个单结，然后由助手将血管钳慢慢松开，再次收紧第一个单结，然后打第二个单结。对于较粗的血管应先结扎，然后在结扎的远端再缝合结扎。

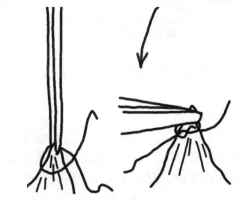

图2-6　单纯结扎止血

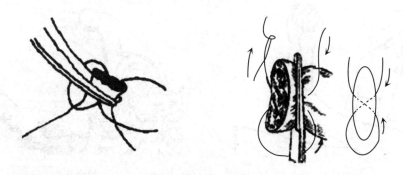

图2-7　贯穿缝合结扎止血

2.电凝止血（图2-8）

利用电凝器头产生的高频电流使局部组织凝固而达到止血的目的。止血时先用止血钳夹住出血点，然后用电凝器头触碰止血钳的柄（一般是脚控式电源开关），待止血部位发烟即可（现多用电凝笔或电凝镊，无须用止血钳夹持出血点，直接用电凝笔触碰出血部位，手指触压电凝笔柄上的开关即可）。电凝时间不宜过长，以免烧伤范围过大，影响切口愈合。电凝止血的优点是节约时间并可减少异物存留，但对较大的血管出血，仍以结扎止血为宜，以免发生继发性出血。

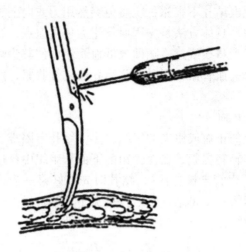

图2-8 电凝止血

3.压迫或填塞止血（图2-9）

对于创面毛细血管广泛的渗血可用无菌纱布压迫止血；另外，对于瞬间汹涌的出血，为了保证患者的生命安全也可采用压迫止血法，不过只是暂时止血方法，然后要根据出血情况采取其他相应的止血措施达到永久的止血。填塞止血主要用于一些空间位置狭小而无法用其他止血方法止血的部位，如鼻腔手术的出血等，常用纱布、棉球等。注意填塞止血的纱布条或棉球要逐渐取出，一般情况下是3～5天取完。压迫或填塞止血系用纱布纱垫或棉球将止血处加压止血，对于小的出血可自行停止，但大的出血还需进行进一步的结扎止血或缝合止血。

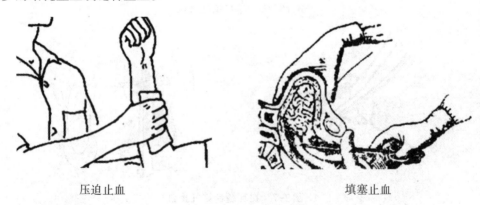

压迫止血   填塞止血

图2-9 压迫、填塞止血

4.血管阻断法止血（图2-10）

血管阻断法止血只适用于暂时性的止血。如某些手术时气压止血带的止血等（原理同血压计中的袖带）。

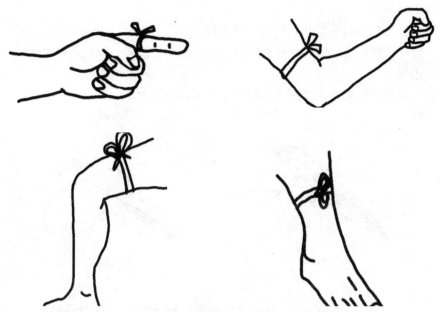

图2-10　血管阻断法止血

5.血管修复法止血

较大血管由于外伤等原因发生破裂时，需缝合血管破裂口。

6.局部药物或生物制品止血

对于手术创面、脏器（如肝脏、骨质）等伤口的渗血，可在局部使用止血药物或生物制品止血。常用的止血药物有立止血、凝血酶、止血粉等。常用的生物制品有明胶海绵、淀粉海绵等。

五、缝合

缝合的目的是将切开的组织或外伤离断的组织对合，消灭空隙，便于伤口的愈合。缝合时应尽量减少缝线用量，以减少伤口内异物，皮肤缝合时应避免边缘内翻。

1.缝合的分类

外科治疗中使用的缝合方法有多种，根据缝合后切口两侧的对合状态可以分为三类。

（1）单纯对合类（图2-11）

缝合后切口两侧的创缘是平直的对合状态。此类缝合方法常用的有间断缝合、连续缝合、减张缝合、毯边缝合（又名锁边缝合）、"8"字缝合。

①间断缝合

操作简单，每缝一针单独打结。多用于皮肤、皮下组织、肌肉、腱膜等的缝合。

②连续缝合

在第一针缝合后打结，然后用该缝线缝合整个创口。结束前的一针，将回线线尾拉出留在对侧，形成双线与回线线尾打结。

③减张缝合

当切口张力较大时为防止切口裂开可采用此法，主要用于腹壁切口的减张。结扎前将缝线穿过一段橡皮管，以防皮肤被割裂，结扎时切勿过紧，以免影响血运。

④毯边缝合

缝合时每次将线交错，多用于皮肤移植时皮缘的缝合。

⑤"8"字缝合

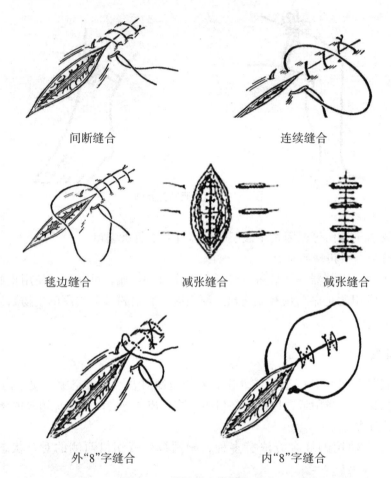

间断缝合　　　　　　　　　　　　连续缝合

毯边缝合　　　　减张缝合　　　　减张缝合

外"8"字缝合　　　　　　　　　内"8"字缝合

图2-11　单纯对合类缝合方法

（2）内翻类（图2-12）

缝合后创缘两侧组织呈内翻状态，外面保持平滑。常用于胃肠道吻合和膀胱的缝合。

①间断垂直褥式内翻缝合

又称Lembert缝合法，常用于胃肠道吻合或肠管吻合后的加固。

②间断水平褥式内翻缝合

又称Halsted缝合法，多用于胃肠道浆肌层缝合。

③连续水平褥式浆肌层内翻缝合

又称 Cushing 缝合法，常用于胃肠吻合和肠管吻合。

④连续全层水平褥式内翻缝合

又称 Connells 缝合法，多用于胃肠吻合、肠管吻合。用针方法同③，区别在于前者是浆肌层，此法是全层的。

⑤荷包缝合

在组织表面环形连续缝合一周，结扎时将中心部分内翻包埋，表面光滑，有利于愈合。常用于阑尾残端的包埋、造瘘管在器官的固定等。

⑥半荷包缝合

其实就是将荷包缝合进行了一半。常用于十二指肠残角部、胃残端角部的包埋内翻等。

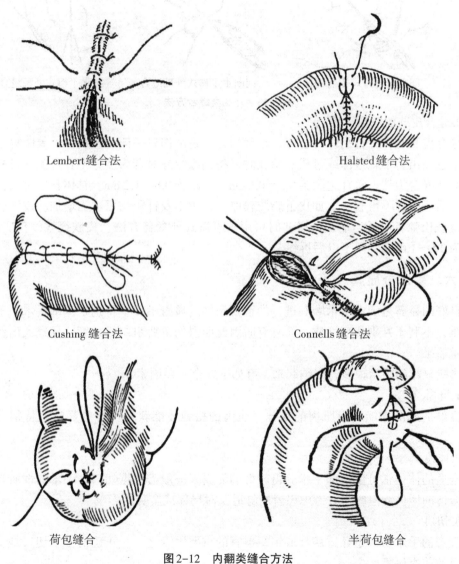

Lembert 缝合法

Halsted 缝合法

Cushing 缝合法

Connells 缝合法

荷包缝合

半荷包缝合

图 2-12　内翻类缝合方法

（3）外翻类（图2-13）

缝合后创缘两侧组织呈外翻状态，被缝合或吻合的空腔的内面保持光滑，如血管的缝合或吻合。

①间断垂直褥式外翻缝合；

②间断水平褥式外翻缝合；

③连续水平褥式外翻缝合。

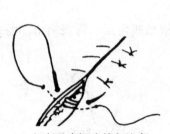 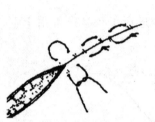 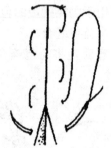

间断垂直褥式外翻缝合　　　　间断水平褥式外翻缝合　　连续水平褥式外翻缝合

图2-13　外翻类缝合方法

2.缝合皮肤的注意事项

缝合皮肤时，应将创缘对合好。正确的方法是由伤口一侧垂直刺入，等距离地从另一侧垂直穿出，不宜过深或过浅。结扎时以将创缘恰好对合为度，不宜过紧或过松。皮肤以间断缝合为佳，每针边距为0.3～0.6 cm；针距为0.6～1.2 cm。具体长度可根据实际情况灵活运用，不可教条。如皮下脂肪较厚者，边距及针距均可适当增加，皮下脂肪较薄或皮肤松弛者应适当缩短，必要时可用垂直褥式外翻缝合法。皮肤缝线线头应留长，一般为0.5～1.0 cm，便于以后拆线。

六、手术野显露

良好的显露是确保手术顺利进行的重要条件。显露不佳，特别是深部手术，不但操作困难，不利于判别病变性质，而且有时因此而误伤重要组织或血管，导致大出血或其他严重后果。

影响显露的因素很多，归纳起来，有如下几个主要因素：

1.麻醉

良好的麻醉才能获得肌肉的松弛，肌肉的松弛才能获得良好的显露，特别是深部手术。

2.体位

合适的体位常可使深部手术获得较好的显露。一般需根据切口、手术的性质与需要选择合适的体位。但应同时考虑患者的舒适及对局部或全身的影响。

3.切口

理想的手术切口是显露病灶或组织器官的重要因素之一。正确的手术切口是手术顺利进行的前提保障。

4.牵开

利用拉钩是协助显露最常用的方法。如应用适当可增加显露的范围，便于手术的操作。牵开时应注意以下几点：

（1）善于使用拉钩

拉钩的作用是拉开伤口及牵开附近脏器或组织，以显露深部组织或病变。将附近脏器或组织牵开时，拉钩下方应加垫湿盐水纱布垫，以增加拉钩的作用，便于阻止附近脏器如肠、胃等进入手术区域，妨碍手术野的显露及操作；同时也可保护周围器官或组织免受损伤。

（2）持拉钩的方法

正确方法一般是手掌向上，而不是手掌向下。如果手掌向下，负责牵拉的助手多难以持久在恒定的位置，致经常移动，妨碍手术野的显露及操作。

（3）牵拉动作应轻柔

特别是在局部浸润麻醉、针刺麻醉或硬脊膜外腔阻滞麻醉时，由于内脏神经敏感性仍存在，牵拉或刺激内脏过重时，可能引起反射性疼痛、肌肉紧张、恶心、呕吐等，致内脏拥至手术野，妨碍操作。遇此情况，除牵拉动作及手术操作应尽量轻柔，以减少对内脏的刺激外，必要时用1%普鲁卡因进行肠系膜根或内脏神经丛封闭，可减轻或消除上述现象，改善暴露情况。

（4）使用拉钩与其他方法相结合

单纯的牵拉有时并不能达到良好的显露目的，必须与其他方法相结合。

5.照明

良好的照明可以使手术者视野清楚，避免操作过程中由于光线不足而伤及健康组织、器官、神经和血管等。

七、引流

将伤口或体腔中集聚的液体导流到体外的操作称为引流。引流物本身是异物，在体内放置时间过长，可能会引起引流物周围发生感染。因此，创腔放置的引流纱布应当每天更换，局部要严格消毒。体内放置的引流管因不易更换，一般根据治疗需要保留数天不等。

八、剪线、拆线

手术缝线剪线时（图2-14），打开剪刀口，线剪口的一页顺着缝线滑下至线结，再将剪刀侧转45°剪线，这样可以避免线头留得太长，同时可以避免剪断已经做好的线结。剪线时留下的线头要短，若是结扎较大血管的线结，线头长度可适当延长（约2 mm）。初学者需掌握剪线的四字口诀：靠、滑、斜、剪。

只有皮肤缝线需要拆线（图2-15）。拆线时，应注意不使原来暴露在皮肤外面的缝线经过深部组织。拆线时首先对伤口部位进行严格消毒，然后用镊子提起线结（通常情况下皮肤缝合的线结均在同一侧，且靠近缝合针孔），在线结下方剪断缝线，最后抽出缝线。

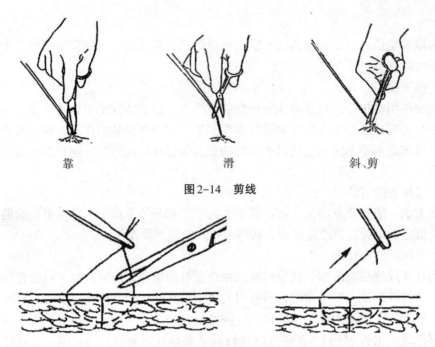

靠　　　　　滑　　　　斜、剪

图2-14　剪线

图2-15　皮肤拆线

思考题

1.手术打结有何要求？常用的手术结之间有何区别？

2.简述外科缝合方法的分类及其用途。

3.简述影响手术显露的因素及临床意义。

4.手术治疗中常用的止血有哪些？陈述其主要用途。

5.简述皮肤切开的注意事项。

实验三　手术人员手术前准备

实验目的

熟练掌握手术人员手术前准备工作。

实验地点

外科手术学实验室。

实验物品

洗手衣、洗手裤、口罩、帽子、拖鞋、手术衣、手套等。

实验方法及步骤

教师示教、学生练习。

一、手术室条件与管理制度

（一）手术室条件

手术室是手术治疗的场所，合格的手术室应该具备以下几个基本条件。

1.安静、安全

手术室必须是一个安静的环境，只有在安静的环境下手术人员才能专心致志地完成手术治疗。另外，手术室的所有设施必须安全运行，如发生安全事故，对手术室工作人员及患者可能带来无法弥补的损失，甚至会因此而付出生命代价。

2.干净、整洁

作为手术治疗的场地，手术室力求干净整洁。为了不积灰尘和便于清洁卫生，手术室的地面和墙面需使用耐洗材料；地面须有一定的倾斜度，并设有地漏便于排水；墙角以及天花板转角处应呈圆角，便于清洁。

3.采光良好

手术室良好的照明是保证手术顺利进行的基本条件。通常在手术台上方的屋顶悬吊位置可随意调节的无影灯，同时应备有可搬动的立式照明灯具，特殊情况下可配合无影灯提供光源；无影灯的光源经反射镜的多次反射到达手术区，故而在手术人员进行操作时不会产生光影；无影灯应是冷光源的照明设施，产生的热量少，不致引起患者局部皮肤及组织的灼伤，也不会影响室温，因而减少手术人员出汗。另外，室内应避免户外日光直射而影响手术人员操作，因此，手术室窗户都配有加厚或可以遮光的窗帘。

4.通风与调温设备

为给手术人员提供一个适宜的工作环境，手术室应具有良好的通风及调温设备，使手术室室温保持在20～25 ℃为宜。现大多数医院都采用中央空调，有条件的医院使用层流手术室，都能达到良好的通风和调温。

5.手术间及附属用房

每个医院手术间的数量应根据病床数而定，一般情况下每100张病床应配置3～4间手术室。手术室内还应设置一些与手术治疗相关的附属用房，比如更衣室、刷手间、器械室、敷料室、消毒室、麻醉室、手术后患者复苏室等。

（二）手术室管理制度

1.进入手术室的人员必须更换上手术室准备的鞋、帽、衣裤和口罩，参观手术人员数量不宜过多，一般为2人左右，参观手术人员必须在手术准备完毕后方可进入。

2.无菌手术和感染手术必须严格分开，需在不同的手术室施行手术，同一日内同一手术间需进行多台手术时，应先施行无菌手术，然后施行感染手术。

3.手术室工作人员必须严格遵守工作时间，应提前半小时进入手术室，进行必要的前期准备工作。

4.手术室应保持干净、整洁，手术用品及相关仪器设备摆放有序，每台手术结束后或每日工作结束后都应对手术室进行彻底清洁卫生，尤其是墙角、窗台、橱顶等处。

5.手术室内应定期进行空气消毒（层流手术室可不进行消毒）。

6.患有急性上呼吸道感染者不得进入手术室。

7.定期检查仪器设备运行情况，确保其能够正常运转。

二、洗手前准备

手术人员进入手术室前，须更换上手术室准备的清洁拖鞋和洗手衣裤，戴好口罩及帽子（见教师示教）。口罩必须遮盖口腔和鼻孔，帽子完全遮住头发；剪短指甲、磨平甲缘倒刺，并除去甲缘下污垢；将衣袖卷至上臂上1/3处，上衣的下摆塞进洗手裤裤腰里（图3-1）；如遇寒冷季节，戴眼镜者为了防止呼吸时的水蒸气模糊镜片，可预先在镜片上涂抹少许肥皂液，然后擦干。手臂皮肤破损或有感染者，不能参加手术。

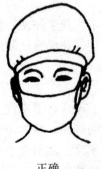
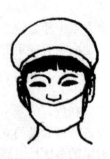
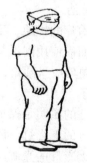

正确　　　　　　错误　　　　　更衣完成

图3-1　洗手前准备

三、洗手

（一）肥皂洗刷酒精浸泡法（图3-2）（具体方法见教师示教）

1.做好洗手前的准备，戴好帽子、口罩，将衣袖卷至肘上10 cm处。

2.先用肥皂液或普通洗手液做一般性洗手一遍，包括双手、前臂和上臂。

3.用灭菌毛刷蘸灭菌肥皂水刷洗双手至肘上10 cm。刷洗时要求有力、迅速、遵循原则。每次刷洗后用流动清水冲洗一次，冲洗时手部朝上，让流动水自上而下流动冲洗，直至双手手臂肥皂沫冲洗干净为止。同样的方法刷洗三遍，每遍大约3分钟。刷洗时切忌手低肘高位姿势。

4.用无菌小毛巾从手向上臂方向擦干手和手臂，握毛巾的手尽量不要触到已擦拭过手臂的毛巾面，同时还应注意毛巾不要触及未洗刷过的皮肤，以免污染已刷洗过的区域。

5.手臂消毒——泡手。将刷洗过的手臂伸入盛有70%的酒精（或1‰新洁尔灭）的泡手桶里进行手臂消毒，泡手的范围应该到达肘上6 cm，浸泡手臂时间为5分钟，手臂伸入泡手桶时，注意手和手臂尽量不要触及桶壁，浸泡时手指张开、悬空并做微小移动。泡手结束后，双手向上举，让手臂上的消毒液自然流入桶内。手臂消毒后，双手成拱手姿势置于胸前，向上不能高于下颌部，向下不能低于剑突，也不可触摸无菌物品和无菌区域。

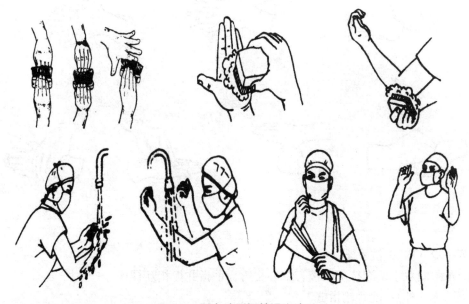

图3-2 肥皂洗刷酒精浸泡洗手

（二）连台手术洗手法

手术人员如需进行连台手术，可以重新洗手也可以只泡手不洗手。

1.只泡手不洗手。前一台手术结束后，洗净手套上的血渍。在巡回护士的协助下将手术衣从背部反折向前脱去，同时手套的腕部也随之翻转至手上。脱手套时的原则是手部皮肤不能接触手套外层。

在70%的酒精（或1‰新洁尔灭）中泡手5分钟，待干后穿手术衣、戴手套。

2.如在进行前一台手术时，手术人员的手被患者体液污染（如脱去手套时发现手上有血渍），则在进行第二台手术之前必须重新完整地洗手、泡手。

（三）急诊手术洗手法

当患者病情紧急，需要急诊手术时，没有充足的时间进行常规洗手，通常采用以下两种方法完成手术前洗手和穿衣准备：

1.更换洗手衣裤，戴好口罩、帽了后，用肥皂洗双手及手臂，只要求一般性清洁，无须泡手；先戴手套，将手套反折部拉平，盖住腕部，然后穿手术衣，用手术衣袖口盖住手套腕部，由器械护士用无菌纱布条扎紧手术衣衣袖。

2.在急救手术时，用碘酒涂擦双手及手臂，再用70%的酒精擦净碘酒；然后戴手套、穿手术衣（方法同上，但不用纱布条扎紧袖口），再戴第二双手套，并用手套腕部包盖手术衣袖口。此法如非紧急情况，一般不宜采用。

（四）七步洗手法（图3-3）

医务人员在平时工作后或接触患者之后，需用七步洗手法清洁自己的双手，以便清除手部污物和细菌，预防接触感染，减少传染病的传播。

1.七步洗手法步骤（七字口诀：内、外、夹、弓、大、立、腕）

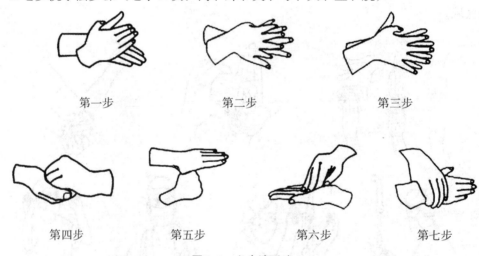

第一步　　　　　　　　第二步　　　　　　　　第三步

第四步　　　　　第五步　　　　　第六步　　　　　第七步

图3-3　七步洗手法

第一步（内）：洗手掌
流水湿润双手，涂抹洗手液，掌心相对，手指并拢相互揉搓。

第二步（外）：洗背侧指缝
手心对手背沿指缝相互揉搓，双手交替进行。

第三步（夹）：洗掌侧指缝
掌心相对，双手交叉沿指缝相互揉搓。

第四步（弓）：洗指背
弯曲各手指关节，半握拳把指背放在另一手掌心旋转揉搓，双手交替进行。

第五步（大）：洗拇指

一手握另一手大拇指旋转揉搓，双手交替进行。

第六步（立）：洗指尖

弯曲各手指关节，把指尖合拢，在另一手掌心旋转揉搓，双手交替进行。

第七步（腕）：洗手腕、手臂

揉搓手腕、手臂，双手交替进行。

2.注意事项

彻底清洗戴戒指、手表和其他装饰品的部位。应先摘下手上的饰物再彻底清洁。因为手上戴了戒指等饰品之后，会使局部形成一个藏污纳垢的地方，局部存储较多的细菌。

四、手术包的使用（以教学手术包为例）

1.无菌手术包内物品清单

（1）器械类

刀柄（大、小各1把）、线剪（2把）、组织剪（1把）、消毒杯（2个）、持针钳（2把）、组织钳（2把）、中直血管钳（4把）、中弯血管钳（4把）、蚊式血管钳——直（2把）、蚊式血管钳——弯（2把）、布巾钳（4把）、海绵钳（1把）、有齿镊（1把）、无齿镊（1把）、缝线（1卷）、缝针（三角针2枚、大圆针2枚、小圆针2枚）；生理盐水碗（1个）、肾形盘（1个）、注射器（1把）。

（2）布类

剖腹单（1块）、无菌巾（4块）、手术衣（4件）、手套（4双）、纱布（10块）。

2.无菌手术包使用注意事项

（1）无菌手术包内任何物品均为无菌物品，切记不能被污染，如有污染不能使用。

（2）使用时由巡回护士先徒手打开包的最外面一层，然后用浸泡在消毒液中的镊子（放置在公用器械台上）打开第二层或第三层。

（3）器械护士在洗手、泡手后首先从无菌包内取出手术衣，穿好手术衣后从包内取出手套戴手套；器械护士穿戴结束后整理包内物品，以便其他手术人员使用，然后按一定顺序将手术器械整齐摆放在器械台上供手术时使用。

（4）手术结束后由手术小组人员将器械清洗上油、手术衣整齐叠放等之后，打好手术包。

五、穿无菌手术衣、戴手套

（一）穿无菌手术衣

1.后开襟式

原则：穿手术衣时手术人员的双手只能接触手术衣的内层，不得接触手术衣的外层。从已打开的无菌包内取出无菌手术衣，在手术室内找一较为空旷的地方，认清衣服的上下及正反面，并注意衣服的折叠方向后，提住衣领，松开手术衣，手术衣展开后内层朝向自己，找准手术衣袖管入口后将手术衣轻轻抛起，双手迅速伸入袖管内，然后两臂向前平直伸开，确保双手臂在自己视野范围内，接着在巡回护士的帮助下穿好手术衣，最后两手交叉，手指夹住腰带中段递给巡回护士，由巡回护士在背侧系好腰带。见图3-4。

（注：夹持腰带时，应向前微微弯腰，使腰带悬空，以免手触及手术衣的外层。）

2.包背式

方法基本同普通手术衣穿法，在穿手术衣、戴手套之后，手术人员解开腰带，右手将其中一条腰带递给巡回护士，巡回护士用无菌器械（一般为卵圆钳）夹住腰带后原地不动，手术人员原地向左旋转180°后接住腰带，然后系住腰带（系在左侧或胸前均可）。包背式手术衣的后页盖住了手术者的身后部分，使其背部亦无菌。

（二）戴手套

原则：戴手套时未戴手套的手只能接触手套的内层（即不能接触手套的外层），已经戴了手套的手不能接触手套的内层（即只能接触手套的外层）及手部皮肤。

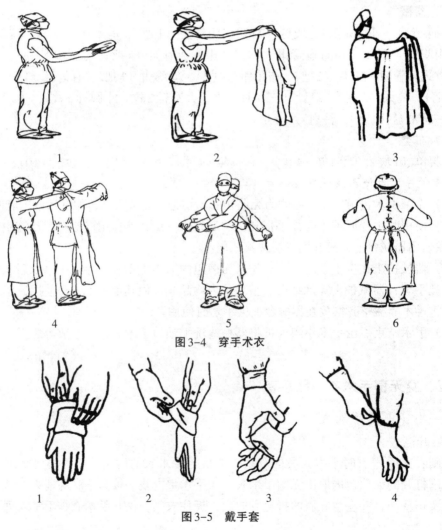

图3-4　穿手术衣

图3-5　戴手套

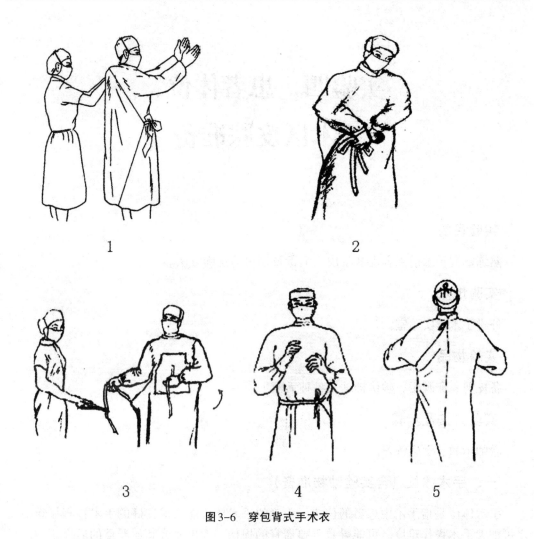

1　　　　　　　　　　　　　2

3　　　　　　　4　　　　　　5

图3-6　穿包背式手术衣

思考题

1.简述手术人员手术前准备的主要内容。

2.简述手术前洗手、穿手术衣、戴手套的原则及意义。

3.简述医务人员七步洗手法的步骤及意义。

实验四　患者体位、手术区皮肤准备

实验目的

熟练掌握手术前患者皮肤备皮、消毒及铺巾的正确方法。

实验地点

外科手术学实验室。

实验物品

备皮剪、卵圆钳、碘伏棉球及各种无菌巾。

实验方法及步骤

教师示教、学生练习。

一、手术体位（含实验动物准备）

手术体位是指手术中患者的位式。正确的手术体位能获得良好的手术视野显露，反之可加大手术操作难度，可能导致重要器官的损伤、大出血或其他严重的后果。因此根据手术的不同，合适的体位是手术成功的关键因素之一。

（一）摆放手术体位的原则

1.患者舒适、安全。

2.能充分显露手术视野，便于手术操作。

3.固定牢靠，不易移动。

4.不影响患者呼吸、循环功能。

（二）常用的手术体位（图4-1）

1.仰卧位

如腹部手术。

2.侧卧位

如脊柱手术、肺部手术。

3.俯卧位

如颈椎手术。

4.截石位

如直肠手术。

5.坐位

如鼻腔、口腔手术。

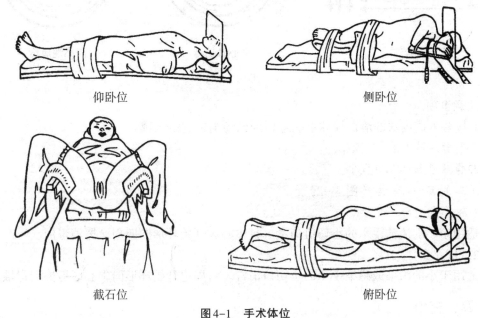

仰卧位　　　　　　　　　　　　　　　侧卧位

截石位　　　　　　　　　　　　　　俯卧位

图4-1　手术体位

（三）教学手术动物体位

本课程中的教学手术全部为腹部手术，故实验动物体位为仰卧位。手术开始前在手术组人员的相互配合下将实验动物仰卧位姿势固定在兔台上。注意四肢固定时避免结扎太紧而引起家兔的不适。

二、备皮

备皮是指在手术切口的相应部位剃除毛发并进行体表清洁的手术准备，是对拟行外科手术的患者在手术前进行手术区域清洁的工作，但不仅仅是清除体毛那么简单，还包括皮肤的清洗，有时手术前还要做皮肤碘伏擦洗等。

剃毛备皮方法简单易行，但易损伤皮肤，皮肤损伤后容易引起进一步的细菌感染，故在剃毛备皮时注意不要损伤皮肤。

本课程使用的实验动物为家兔，备皮范围为剑突以下，耻骨联合以上，两侧分别到达腋前线。

三、皮肤消毒

（一）平行性消毒（图4-2）

适用于大手术野的消毒。

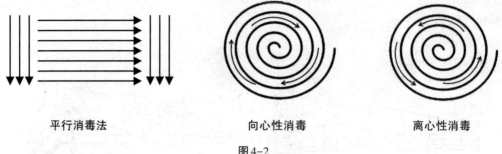

| 平行消毒法 | 向心性消毒 | 离心性消毒 |

图 4-2

注意事项：

1.接触外周皮肤的消毒棉球不能返回到已经消毒过的区域。

2.消毒区域不能留空隙。

3.消毒范围宜大不宜小。

（二）环形消毒（图 4-2）

1.离心性消毒

适用于小的清洁手术的小切口消毒。自中心区开始环形向四周涂擦消毒液。

2.向心性消毒

适用于小的污染或感染手术的小切口消毒。自周边开始环形向中心区涂擦消毒液。

四、铺巾

实验动物皮肤消毒完成后要铺设各种手术巾（单），用来隔离无菌区和污染区。

（一）第一层铺设四块小的无菌巾（图 4-3）

（第一助手洗手、泡手后，未穿手术衣、戴手套进行操作）常用的顺序是第一块铺动物脚端，第二块铺第一助手对侧，第三块铺动物头端，第四块铺第一助手站立一侧。铺设完成后用四把布巾钳固定四角。根据动物教学手术的实际情况，四块无菌巾围成的空隙长度大约是 10 cm，宽度大约是 0.5 cm。

（二）第二层铺设中单（图 4-4）

（手术人员穿手术衣、戴手套后操作）总共铺两块，先铺动物脚端，然后铺动物头端。（由于教学手术条件所限，本步骤在教学手术过程中省略。）

（三）第三层铺剖腹单（图 4-5）

（手术人员穿手术衣、戴手套后操作。）

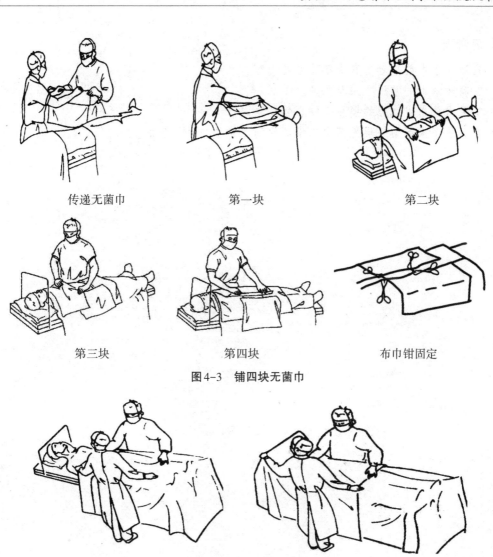

传递无菌巾　　　　　　第一块　　　　　　　　第二块

第三块　　　　　　　第四块　　　　　　　布巾钳固定

图4-3　铺四块无菌巾

铺下方　　　　　　　　　　　　　　铺上方

图4-4　铺中单

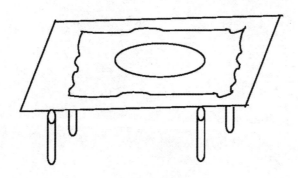

图4-5　铺剖腹单

思考题

1.简述手术前患者皮肤准备的主要内容。

2.简述消毒的常用方法及原则。

3.手术前患者体位的摆放需符合哪些要求?

4.简述手术前第一层无菌巾铺设的原则、常用方法及目的。

实验五　清创术

实验目的

1.掌握外伤伤口处理的基本步骤；
2.熟练掌握局部浸润麻醉方法及手术后伤口的换药方法。

实验地点

外科手术学实验室。

实验物品

家兔、常用手术用品及器械。

实验方法及步骤

示教后在教师指导下完成手术。

一、麻醉方法简介（动物麻醉方法）

进行手术治疗时，必须具备镇静、无痛、肌肤松弛的先决条件，而良好的麻醉就是保证手术顺利进行的重要环节。进行动物手术时也必须选用适当的麻醉，否则也可影响手术的顺利进行，甚至手术后发生并发症。临床上常用的麻醉方法有全身麻醉（吸入和静脉麻醉）、局部麻醉（表面麻醉、局部浸润麻醉、区域阻滞麻醉、神经阻滞麻醉）和椎管内麻醉（蛛网膜下腔阻滞麻醉、硬脊膜外腔阻滞麻醉）三类。本课程实验动物为家兔，采用的麻醉方法是局部浸润麻醉，实验的麻醉药品为1%的普鲁卡因。

二、污染伤口的处理（清创术）

处理已被污染的伤口，使其变为清洁伤口，及时消除创面的方法称为清创术。

（一）清创的步骤

1.清洗

（1）清洗伤口周围（图5-1）

选择恰当的麻醉方法进行麻醉后，用无菌纱布盖住伤口，剃除伤口周围皮肤上的毛发，用自来水或肥皂水将伤口周围皮肤清洗干净。手术人员戴无菌手套，更换盖在伤口上的无菌纱布，用灭菌生理盐水或乙醇再次清洗伤口周围皮肤，然后用干无菌纱布拭干皮肤。

（2）清洗伤口

手术人员更换无菌手套，取出盖在伤口上的纱布，对伤口周围皮肤进行消毒，然后用灭菌生理盐水冲洗伤口。冲洗时要有一定压力，尽量将伤口中存在的游离性异物冲洗出伤口，同时注意每一个死角，要力求洗净。用干无菌纱布拭干皮肤，再次对伤口周围皮肤消毒。

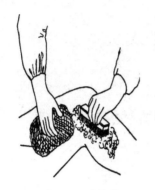

图5-1　清洗伤口

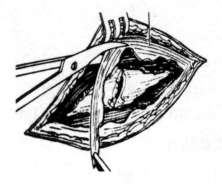

图5-2　修整皮缘

2.清创

（1）手术人员更换手套、穿无菌手术衣，铺洞巾。

（2）用手术器械钳出嵌顿在组织间隙里的非游离异物（如玻璃碴等）。注意动作要轻柔，尽量减少周围组织损伤，不要伤及附近血管和神经。

（3）用灭菌生理盐水再次冲洗伤口。

（4）修整不整齐的皮缘（图5-2）。用手术刀沿创缘切除宽约0.1～0.2 cm的已受伤和无活力的皮肤，使创缘整齐。但伤口整齐者，一般无须切除。更换手术刀，切除破碎的皮下组织和筋膜，仔细剪除已失去活力的肌肉，直至肌肉出现收缩、色泽鲜红。对伤口进行彻底止血。

（5）1‰新洁尔灭冲洗伤口。

3.缝合

手术人员更换手套，消毒伤口周围皮肤，逐层缝合伤口各层组织。（清创所用的所有器械不能再次使用。）

（1）初期缝合

一般撕裂伤、切割伤或在伤后6～12小时内进行及时处理过的伤口于清创后即可对伤口按层缝合。但应注意清创必须彻底、缝合时创缘须无很大张力、伤口愈合期间要密切观察伤口情况，直至伤口完全愈合。

（2）延期缝合

行清创术后，如不能进行初期缝合，可暂用生理盐水纱布覆盖，争取在4～7日后行延期缝合。但必须在创面水肿已消失、无感染现象、无坏死组织、缝合时无张力的情况下方能缝合。战伤由于战地环境或条件所限，任何伤口都不做初期缝合，留作延期缝合或二期缝合。

（3）二期缝合（适用于感染伤口）

有感染的创口，在感染被有效控制后，为了缩短愈合过程，可行二期缝合。一般在伤后10余日施行。此时伤口边缘皮肤已收缩，创面上有肉芽组织，在缝合时，缝线不宜过紧，创口内要放置引流物。

（二）清创注意事项

需要特别注意的是在行清创和缝合过程中如遇到大块皮肤撕脱者，可根据情况将撕脱皮肤剪下形成全层皮片或中厚皮片，通过植皮覆盖创面。如遇大血管损伤，如侧支循环充分，不妨碍远端血运，可将近心端游离后用丝线双重结扎，并将远心端结扎。如危及远端血运，则可视条件尽可能地行两断端的吻合，以保证血液流通。神经、肌腱断裂后，如情况许可，最好将损伤部分切除，然后及时进行断端缝合。如情况不允许，可将断端分出，用细线暂做标记，以便日后二期修复时容易寻找。

三、换药法

换药前操作人员必须戴好口罩、帽子。换药用品一般包括换药碗、弯盘、胶布、绷带、镊子、剪刀、棉球、无菌纱布等等。

常用换药方法：

1.移去伤口外层纱布，将污染纱布内面向上，放在弯盘内。

2.用镊子或止血钳揭去伤口内层纱布，如内层纱布干结黏着在伤口，可用生理盐水湿润后再行揭下，揭开方向应和伤口保持平行。

3.使用器械时直接接触伤口或敷料的器械要和传递换药物品的器械严格区分开。

4.消毒伤口周围皮肤，用生理盐水纱布轻轻拭去伤口表面的分泌物（如伤口感染时需拭净伤口脓液，并放置引流物）。然后根据伤口情况选择用药。

5.用无菌纱布覆盖伤口，并用胶布固定。粘贴胶布方向应与肢体或躯干长轴垂直。

思考题

1.简述外伤伤口彻底清创的临床意义。

2.外伤伤口清创过程中切除坏死组织的原则是什么？

实验六　气管切开术

实验目的

掌握紧急手术气管切开的方法。

实验地点

外科手术学实验室。

实验物品

家兔、常规手术器械及气管套管等。

实验方法及步骤

示教后在教师指导下完成。

一、紧急手术的必需条件准备

因病人病情发展迅速，严重威胁病人的生命，需要在最短的时间内进行必要的手术前准备，甚至争分夺秒地紧急手术，以便挽救病人的生命。所以紧急手术手术前准备有别于一般的手术前准备。除特别紧急病例，如呼吸道梗阻、心搏骤停等之外，应争取时间进行必要的手术前准备。

1.在不延误病情的前提下，对病情进行正确评估，制定切实可行的手术方案。

2.立即建立通畅的静脉通道，补充足量的液体。

3.伴有中毒性休克的患者，手术前及早进行抗感染治疗，同时纠正水、电解质紊乱，迅速扩容改善循环的灌注。

4.手术人员按照紧急手术洗手法洗手。

二、气管切开术

当患者出现严重的喉梗阻或下呼吸道分泌物潴留时，应及时进行气管切开，以便挽救病人的生命。

（一）手术步骤

1.实验动物准备

家兔仰卧位固定，上肢肩胛部垫枕，使头后仰。常规备皮、消毒皮肤、铺无菌巾及手术单。

2.切开颈部皮肤（图6-1）

手术者用拇指和中指固定环状软骨和甲状软骨，在颈部正中由环状软骨下缘至胸骨柄窝纵行切开皮肤和皮下组织，切开颈白线，分离并牵开甲状腺前肌层，分离气管前筋膜。

3.切开气管（图6-2）

在第3~5气管软骨环处，用尖刀由下向上纵行切开气管2~3个软骨环（注意勿伤及气管后壁，可用反挑法切开）。

4.插入气管插管（图6-3）

将预先准备好的气管插管插入切开的气管里，并用系带固定于颈部。切口上端可缝合1~2针，用开口纱布覆盖切口。

（二）手术后套管及伤口处理

待病情稳定，堵住套管24~48小时后如呼吸平稳，即可拔出套管，创口可用胶布牵拉固定，无须缝合创口，定期换药直至创口愈合。

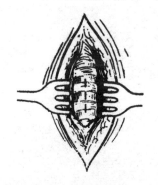 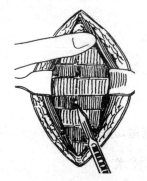 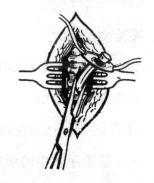

图6-1　切开颈部皮肤　　　图6-2　切开气管　　　图6-3　插入气管插管

思考题

1.紧急气管切开前需要做好充足的手术前准备工作吗？请阐述理由。

2.气管切开患者待病情平稳后能否立即拔出气管套管？为什么？

实验七 阑尾切除术

实验目的

1.掌握阑尾切除的步骤、荷包缝合和阑尾残端包埋的方法及技巧；
2.熟练掌握感染手术过程中的各种隔离方法。

实验地点

外科手术学实验室。

实验物品

家兔、常规手术器械及用品等。

实验方法及步骤

在教师的指导下逐步完成阑尾切除术。

一、感染手术中的隔离技术

手术后切口感染尤其是感染手术后切口的感染是手术后常见的并发症之一，所以感染手术手术中严格的隔离技术、保护健康组织器官不被污染是降低手术后切口感染率的重要环节。所以在感染手术过程中除遵守常规的无菌原则之外还需注意以下几点：

1.切开皮肤后用无菌纱布严密保护皮肤切口。
2.手术切口完全打开后，对深部创口继续用无菌纱布进行保护。
3.切开感染病灶前用无菌盐水纱布保护感染病灶周围健康组织。
4.对切除的感染病灶标本用无菌标本袋取出。
5.接触感染区域的手术器械与接触无菌区域的手术器械要严格区分。
6.手术人员完成感染区域的操作后要用灭菌生理盐水冲洗手套或更换新的手套。
7.缝合切口前再次消毒皮肤切口。

二、阑尾切除术

手术步骤：
1.实验动物准备
将家兔仰卧位固定在兔台上。（同时对家兔腹部进行备毛——如为患者称作备皮）

常规消毒皮肤、铺无菌巾及剖腹单。

2.切口选择

阑尾切除术有两类切口可供选择：一类是麦氏切口；另一类是右下腹经腹直肌切口。估计手术复杂或阑尾位置特殊时选用右下腹经腹直肌切口。阑尾切除的教学手术中我们常采用右下腹经腹直肌切口，在家兔右下腹（腹中线右侧0.5～1 cm）做一5～8 cm的切口，直达皮下组织，并对切口进行保护（具体操作见教师示教）。

3.常规方法逐层打开腹腔

（具体操作见教师示教。）

4.寻找阑尾

三条结肠带的汇聚处即为阑尾根部。教学手术中属于正常阑尾，其外表和小肠有明显的区别，阑尾表面光滑圆润，没有小的皱襞。关键的是阑尾可以找到盲端。同学在教学手术中一定要注意不要误切。

5.周围保护

将阑尾轻柔提至手术切口外（注意不要钳夹阑尾，以免破裂），用湿热盐水纱布将阑尾周围肠管进行严密保护。

6.游离阑尾（图7-1）

剪开阑尾周边系膜，并对系膜血管进行可靠结扎。（具体操作见教师示教。）

7.荷包缝合（图7-2）

小圆针穿线，在阑尾中断的阑尾壁上做一圈荷包缝合，暂不收紧，使缝线处于松弛状态，便于后续对阑尾残端的包埋。（对于患者荷包缝合做在阑尾根部周边的盲肠壁上，距离阑尾根部大约0.5 cm左右；教学手术中将荷包做在阑尾壁上的目的是如果后续包埋操作失败，还可以向阑尾根部移动，第二次做荷包缝合。）

8.结扎阑尾（图7-3）

用血管钳将阑尾内容物轻轻向盲端推压，然后在荷包缝合线和阑尾盲端之间，距离荷包缝合线约0.5 cm的位置结扎阑尾。（此时可以剪断结扎线线尾，也可在包埋前剪断。）

9.切断阑尾（图7-4）

在结扎线和阑尾盲端之间切断阑尾，将切下来的阑尾组织置于肾形盘中。（需要注意的是切断位置应尽量靠近结扎线，以便后续对阑尾残端的包埋。）

10.阑尾残端消毒

用石炭酸、酒精、盐水棉签依次擦涂消毒。

11.阑尾残端包埋（图7-5）

阑尾残端包埋是阑尾切除教学手术中的关键步骤，需手术者和助手熟练配合才能完成。弯纹血管钳从其中一段荷包缝合线下穿过，夹住阑尾结扎线线结，左手拖住阑尾，右手将弯纹血管钳前端向阑尾腔隙推送，待阑尾残端完全进入腔隙之后，助手抓起荷包缝合线打结，第一单结缝线至血管钳时将弯纹血管钳拔出，然后继续收紧第一单结缝线，在此基础上做好第二单结即可。（具体的方法和技巧见教师示教。）

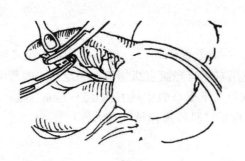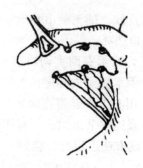

图7-1　游离阑尾

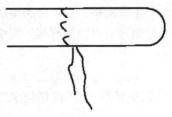

图7-2　阑尾壁上荷包阑尾

图7-3　结扎阑尾

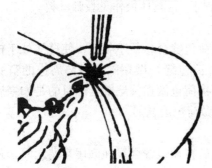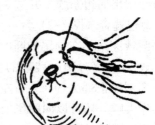

图7-4　切断阑尾

图7-5　阑尾残端包埋

12.放置引流

对于阑尾穿孔者，手术结束后需放置烟卷引流。（教学手术中省略此步骤。任何情况下不可冲洗腹腔，以免感染扩散。）

13.关闭腹腔

清点器械、纱布，数量无误后，消毒切口周围皮肤，常规方法逐层关闭腹腔。（家兔腹壁较薄，实际操作难度较大，可以考虑两层关闭，皮肤皮下组织一层，深部全部组织一层。）

14.伤口保护

用无菌纱布覆盖伤口，并用胶布固定。

思考题

1.简述感染手术过程中的隔离措施及意义。

2.阑尾炎症穿孔术后是否要进行腹腔冲洗？请阐述你的观点。

实验八　脾脏切除术

实验目的

1.掌握急诊手术手术前的必需准备工作；
2.熟练掌握脾脏切除的步骤、结扎止血的技巧和方法。

实验地点

外科手术学实验室。

实验物品

家兔、常规手术器械及用品。

实验方法及步骤

在教师的指导下完成脾脏切除。

一、腹腔实质性脏器出血的特点及处理方法

临床上腹腔实质性脏器出血以外伤最为多见。

（一）腹腔实质性脏器出血的特点

1.一般具有明确的外伤病史。
2.具有腹痛、腹胀、脉搏细速、血压进行性下降、面色苍白等症状和体征。
3.血常规检查红细胞减少、血红蛋白下降。
4.诊断性腹腔穿刺穿出未凝固新鲜血液。

（二）腹腔实质性脏器出血的处理方法

1.有效止血和补充足够的血容量是初期救治的关键措施。
2.伴有失血性休克时应争分夺秒纠正休克，如在充分地补充血容量后休克还未纠正者，应在抗休克治疗的同时进行紧急手术探查，找到出血位置，然后进行有效手术止血。
3.必要时进行输血。

二、脾切除术

手术步骤（以脾脏破裂为例）：

1.实验动物准备

家兔仰卧位固定，常规消毒皮肤、铺无菌巾及手术单。

2.打开腹腔

选择左上腹经腹直肌纵形切口，必要情况下还可沿左侧肋缘延长，形成L形切口。常规方法打开腹腔。

3.探查（教学手术无此步骤）

打开腹腔后，在吸除腹腔血液的同时，手术人员用手指捏住脾蒂，然后继续吸除腹腔血液直至吸净为止，如再没有移动性新鲜血液产生，就可以确诊是脾脏破裂出血。

4.结扎脾动脉（图8-1）

寻找脾动脉，结扎线从脾动脉下方穿过，然后结扎。注意：为了保证结扎的安全性，打结时应尽量选用三叠结或外科结。

5.游离脾脏（图8-2）

应逐一切断脾脏周围的韧带。（家兔脾脏周围韧带和系膜上脂肪组织较多，不能清晰分辨各条韧带，所以对脾脏的游离可按照处理阑尾周围系膜的方法游离脾脏。）

6.切除脾蒂（图8-3）

寻找脾蒂，从脾门开始向远侧依次夹持三把止血钳（对于患者靠近脾门一侧应夹持脾蒂钳），在第二把止血钳和第三把止血钳之间结扎脾蒂（注意结扎要确保牢靠），然后在第一把止血钳和第二把止血钳之间切断脾蒂。

7.检查腹腔有无移动性的新鲜血液产生

如没有说明各种结扎是牢靠的。

8.检查器械纱布无误后常规关闭腹腔。

9.伤口保护

用无菌纱布覆盖伤口，并用胶带固定。

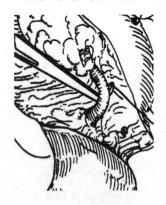 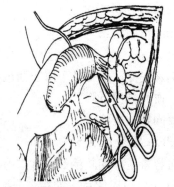 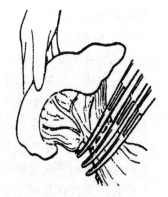

图8-1　结扎脾动脉　　　　图8-2　游离脾脏　　　　图8-3　切除脾蒂

思考题

1.急诊手术和急救手术（或称为紧急手术）有何区别？

2.脾脏破裂行脾脏切除术前结扎脾动脉的目的是什么？

实验九　胃造瘘术

实验目的

1.掌握胃造瘘术的基本方法；
2.熟练掌握止血、缝合等基本操作技术；
3.加强污染手术操作过程中无菌原则的训练。

实验地点

外科手术学实验室。

实验物品

家兔、常规手术器械及用品、蕈状导管等。

实验方法及步骤

在教师指导下完成胃造瘘术。

一、清洁手术、污染手术、感染手术操作的区别及其意义

1.清洁手术
手术的全过程都在严格的无菌条件下进行。
2.污染手术
手术操作的某一阶段，手术区域有被污染的可能。常见于空腔脏器的手术。如胃大部切除术、胃空肠吻合术等。
3.感染手术
施行手术的部位已经发生感染。如脓肿的切开引流。
　　任何类型的手术都必须严格遵守手术进行中的无菌原则，在污染或感染手术时除遵守手术进行中的无菌原则外，还要严格执行各种隔离技术（见实验七）。以免手术后切口发生感染。

二、胃造瘘术

手术步骤：
1.实验动物准备
家兔仰卧位固定，常规消毒皮肤、铺无菌巾及手术单。

2.打开腹腔

选择腹正中切口，常规方法打开腹腔。

3.胃壁荷包缝合（图9-1）

胃前壁无血管区域（尽量远离幽门，避免影响幽门功能）做三圈同心圆式荷包缝合，暂不打结。每圈相距0.5~1 cm。

4.造瘘

用湿纱布保护欲造瘘部位的周围胃壁，助手手指垫纱布提起胃壁，在荷包缝合中心的胃壁上打一小口。

5.置管（图9-2）

将预先准备好的导管自胃壁切口处插入胃腔，插入深度以进入胃腔2~3 cm为宜。

6.导管固定

由内向外分别收紧荷包缝合线并结扎，使胃壁紧贴导管。

7.导管引出

在腹壁做一纵形切口，将止血钳从纵形切口伸入腹腔，将导管自腹壁切口拉出。

8.胃壁固定

将胃壁和导管穿出部位的腹膜缝合2~3针。（教学手术中此步骤省略。）

9.关闭腹腔

检查器械、纱布数量无误后常规方法关闭腹腔，并缝合关闭引出导管的腹壁纵形小切口，同时结扎固定导管（直接用缝合纵形小切口的缝线绕导管一周并打结）。

10.伤口保护

用无菌纱布覆盖伤口，并用胶带固定。

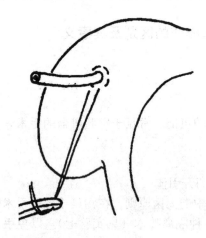

图9-1 胃壁荷包缝合　　　　　　　　图9-2 置管

思考题

试述食管癌患者行胃造瘘术的临床意义。

实验十　胃修补术

实验目的

1.掌握胃修补术的方法；
2.熟练掌握切开、缝合、止血等基本操作技术；
3.继续加强污染手术操作过程中无菌原则的训练。

实验地点

外科手术学实验室。

实验物品

家兔、常规手术器械及用品。

实验方法及步骤

在教师指导下完成手术。

一、姑息性手术与根治性手术的区别及其意义

（一）姑息性手术

手术本身没有治疗疾病的性质，手术的目的只是减轻痛苦，提高生活质量，延长生存期。进行手术治疗的意义是为解决某一问题或缓解某些症状。

（二）根治性手术

手术具有彻底治疗疾病或制止其继续发展的性质。手术治疗的意义是通过切除病灶、复位、修补等手段，使患者完全恢复健康，进行正常生活。

二、胃修补术

手术步骤：
1.实验动物准备
家兔仰卧位固定，常规消毒皮肤、铺无菌巾及手术单。
2.选择腹正中切口，常规方法打开腹腔。
3.寻找穿孔位置，如腹腔内有胃内容物者需吸除干净。

（教学手术中此步骤为在胃壁上进行穿孔造瘘。）

4.穿孔部位行间断全层缝合（图10-1）

注：缝线不宜过紧，避免影响局部血液供应。

5.间断垂直褥式浆肌层内翻缝合（一般情况下三针即可）

缝线暂不打结。

6.大网膜覆盖（图10-2）

提起少许大网膜，覆盖在穿孔部位，然后依次收紧第五步所做缝线，避免大网膜从穿孔部位滑脱。

注：第5、6步骤也可颠倒。先覆盖大网膜，然后做间断垂直褥式浆肌层内翻缝合，缝合结束后直接打结。

7.清点器械纱布无误后，手术人员用生理盐水冲洗手套。

8.常规方法关闭腹腔

9.伤口保护

用无菌纱布覆盖伤口，并用胶带固定。

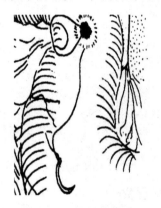 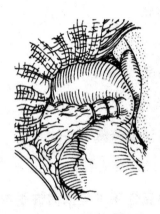

图10-1　间断全层缝合　　　　　　图10-2　大网膜覆盖

思考题

1.胃穿孔修补术中将大网膜覆盖在穿孔位置的目的是什么？

2.胃穿孔修补术中进行第二层缝合时缝线松紧程度要掌握适中，为什么？

实验十一　肠吻合术

实验目的

1.进一步训练无菌技术、手术基本操作技能；
2.掌握离体肠管端端吻合的步骤、吻合过程的注意事项，为实际操作打下良好的基础。

实验地点

外科手术学实验室。

实验物品

动物离体肠管、手术镊、持针钳、缝线、缝针、组织剪。

实验方法及步骤

在老师指导下完成肠管吻合。

一、各种吻合技术及其意义

1.肠管吻合的方式
（1）端对端吻合（图11–1）
两段肠管的横断面之间进行吻合。
（2）端对侧吻合（图11–2）
一段肠管的横断面和另一断肠管的侧壁进行吻合。
（3）侧对侧吻合（图11–3）
两段肠管的侧壁之间进行吻合。

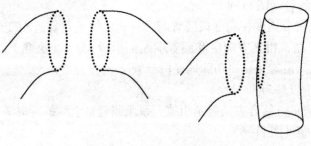

　　　图11–1　端对端吻合　　　　　　图11–2　端对侧吻合

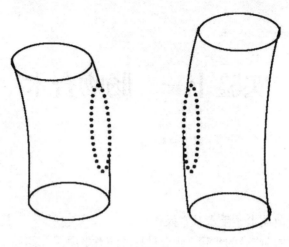

图 11-3　侧对侧吻合

2.肠管吻合的意义

小肠的主要功能是对食物进行化学性消化，吸收对人体有用的营养物质，下传糟粕。结肠的主要功能是接受由小肠下移的饮食残渣，再吸收其中剩余的水分和养分，使之形成粪便，经肛门而排出体外，属整个消化过程的最后阶段。当肠管发生病变时（如：肠肿瘤、肠瘘、各种原因引起的梗阻等），将严重影响肠管的正常生理功能。当外科治疗肠管疾病时切断或切除部分肠管后一定要对其进行吻合，肠管吻合的意义在于恢复原有解剖结构、畅通肠内容物向前推移的正常通道。

二、小肠部分切除吻合术

手术步骤：

1.实验动物准备

家兔仰卧位固定，常规消毒皮肤、铺无菌巾及手术单。

2.打开腹腔

如病变段肠管的具体位置明确，按照手术切口选择的原则选择手术切口；如果病变段肠管的准确位置不是非常明确，一般选择右侧经腹直肌切口或右旁正中切口。常规方法打开腹腔。

3.探查病变段肠管的准确位置及病变性质

4.切除病变段肠管（图 11-4）

用肠钳和止血钳分别夹住病变段肠管两端（止血钳夹在靠近病变组织一侧，肠钳夹在远离病变组织一侧，钳夹方向应和肠管横断面形成45～60°夹角），扇形切开肠系膜，在止血钳和肠钳之间沿着止血钳切除病变段肠管。

5.缝牵引线（图 11-5）

对系膜侧用Lembert缝合方法缝牵引线，系膜侧缝牵引线的同时关闭三角裸区。

6.吻合肠管后壁（图 11-6）

用间断全层或毯边缝合吻合后壁，吻合方向是由对系膜侧到系膜侧。

7.吻合肠壁前壁（图11-7）

用Connells缝合法吻合肠壁前壁，吻合方向是由系膜侧到对系膜侧。

8.检查吻合口是否通畅（图11-8）

9.加固吻合口（图11-9）

用Lembert缝合方法加固吻合口一周。

10.剪断牵引线

11.生理盐水冲洗手术人员手套，关闭肠系膜裂隙。

12.灭菌生理盐水冲洗腹腔

13.清点器械物品数量无误后常规方法关闭腹腔

14.伤口保护

用无菌纱布覆盖伤口，并用胶带固定。

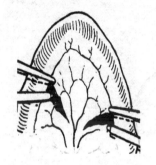
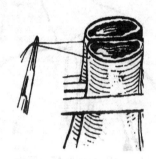
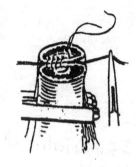

图11-4　切除病变段肠管　　　图11-5　缝牵引线　　　图11-6　吻合肠管后壁

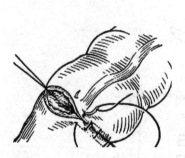
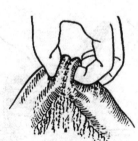
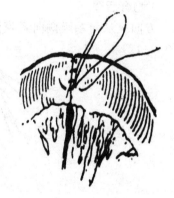

图11-7　吻合肠管前壁　　　图11-8　检查吻合是否通畅　　　图11-9　加固吻合口

三、离体肠管吻合方法（端端吻合术）

吻合步骤：

1.将准备好的肠管剪成两段

（如图11-10），肠管断面应呈楔形。

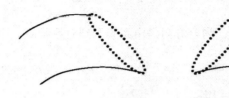

图 11-10　剪开肠管

2.系膜侧和对系膜侧缝牵引线（便于协助吻合）

缝牵引线所用缝合方法是间断垂直褥式浆肌层内翻缝合（图 11-11）。

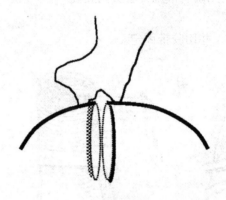

图 11-11　缝合肠管

3.吻合后壁

方向是从对系膜侧向系膜侧进行吻合，所用缝合方法是间断全层缝合或锁边缝合（图 11-12）。

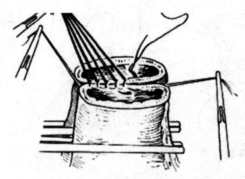

图 11-12　吻合后壁

4.吻合前壁

方向是从系膜侧向对系膜侧吻合，所用缝合方法是连续全层水平褥式内翻缝合（图 11-13）。

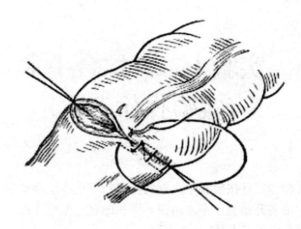

图 11-13　吻合前壁

5.检查吻合口是否通畅

6.吻合口加固

用间断垂直褥式浆肌层内翻缝合加固吻合口一周。

7.剪断牵引线

思考题

1.肠管吻合有哪几种方式？

2.切开肠系膜时需扇形切开，为什么？

3.简述肠系膜裂隙关闭的缝合方法及注意事项。

实验十二　综合手术
（实验操作考试）

外科手术学实验考试是按照教学大纲的要求对学生本学期所学知识的综合考查。考核时间段是从手术准备开始直至手术结束。考核的重点是手术前准备、无菌观念、基本操作技能、手术过程中手术人员的分工配合。

考试要求：

1.手术小组于考试前自行确定好参加本次手术操作考试的手术操作人员，但在手术正式开始时老师有权重新调整手术小组人员的具体分工。手术小组人员的分工调整结束后不得随意更换，否则按作弊论处。（对手术者、第一助手、第二助手、器械护士随意调整。）

2.考核的手术名称将由老师在开考前通知手术小组，不同手术小组考核的手术内容可以不同。

3.考核开始后，按既定的手术操作流程进行操作。手术过程中如遇疑难问题由手术小组人员自行讨论解决，教师不做任何解答。确遇小组无法解决的问题时可以随时报告老师。（如家兔脏器结构异常、家兔患病后生命体征不平稳等。）

4.手术考核期间同一手术室内两个手术小组人员不能互相走动，更不能探讨与考核相关的内容。

5.手术准备阶段，老师将对每一个流程分工负责评分（如：更衣、刷手、备皮、器械的摆放等，避免同一错误重复扣分）。手术开始之后所有老师将对手术全过程不间断轮流巡视，尤其对手术操作和无菌观念方面出现的错误可以由不同的老师累积重复扣分。

6.手术操作考试结束后当班值日生负责打扫手术室卫生和集体卫生，力求干净整洁。按照手术室的管理规定，实验室卫生状况也将计入考核成绩。

7.实验考核最终成绩评定，取所有考核老师评分的平均分。所有成绩将在学期末录入教务系统，同学们可以自行登录查询，研究所不另行公布。

8.实验考核的具体评分细则见实验报告。